Praxisleitlinien in Psychiatrie und Psychotherapie   Band 7

Behandlungsleitlinie **Psychosoziale Therapien**

T0198544

Herausgeber

Deutsche Gesellschaft für Psychiatrie, Psychotherapie
und Nervenheilkunde (DGPPN)

Redaktionelle Verantwortung Praxisleitlinien

DGPPN-Referat Qualitätssicherung:
Prof. Dr. med. W. Gaebel (Düsseldorf),
Prof. Dr. med. P. Falkai (Homburg)

Herausgegeben im Auftrag der DGPPN von

Prof. Dr. Thomas Becker (Günzburg/Ulm)
Prof. Dr. Thomas Reker (Münster)
Prof. Dr. Wolfgang Weig (Osnabrück)

Mitautoren

Dr. Josef Bäuml (München)
Dr. Agnes Fabian (Leipzig)
Prof. Dr. Thomas Kallert (Dresden)
Prof. Dr. Heinrich Kunze (Ernstal)
Priv.-Doz. Dr. Gerhard Längle (Tübingen)
Dr. Hermann Mecklenburg (Gummersbach)
Priv.-Doz. Dr. Thomas Reuster (Dresden)
Dr. Dr. Stefan Weinmann (Günzburg/Ulm)

Unter Mitwirkung von

Prof. Dr. Matthias Angermeyer (Leipzig)
Prof. Dr. Otto Bach (Dresden)
Prof. Dr. Gerd Buchkremer (Tübingen)
Prof. Dr. F. Michael Sadre Chirazi-Stark (Hamburg)
Prof. Dr. Clemens Cording (Regensburg)
Prof. Dr. Bernd Eikelmann (Karlsruhe)
Dipl.-Psych. Hartmut Fuhrmann (Minden)
Dr. Christa Roth-Sackenheim (Andernach)
Dr. Sybille Schreckling (Hürth)

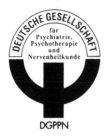

Deutsche Gesellschaft
für Psychiatrie,
Psychotherapie
und Nervenheilkunde
(Hrsg.)

Praxisleitlinien in Psychiatrie und Psychotherapie

Redaktion: W. Gaebel, P. Falkai

BAND 7
Behandlungsleitlinie
Psychosoziale Therapien

herausgegeben von Th. Becker, Th. Reker, W. Weig

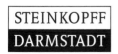

Deutsche Gesellschaft für Psychiatrie, Psychotherapie
und Nervenheilkunde – DGPPN

ISBN 3-7985-1503-4 Steinkopff Verlag, Darmstadt

Bibliografische Information Der Deutschen Bibliothek
Die Deutsche Bibliothek verzeichnet diese Publikation in der
Deutschen Nationalbibliografie; detaillierte bibliografische Daten
sind im Internet über <http://dnb.ddb.de> abrufbar.

Steinkopff Verlag Darmstadt
ist ein Unternehmen von Springer Science+Business Media

www.steinkopff.springer.de

© Steinkopff Verlag Darmstadt 2005
Printed in Germany

Redaktion: S. Ibkendanz   Herstellung: K. Schwind
Satz: K + V Fotosatz GmbH, Beerfelden

SPIN 11402299   85/7231-5 4 3 2 1 – Gedruckt auf säurefreiem Papier

Vorwort

Nachdem im Jahr 1998 mit dem Band 1 „Behandlungsleitlinie Schizophrenie" die erste Praxisleitlinie in Psychiatrie und Psychotherapie der DGPPN publiziert wurde, liegen mittlerweile 5 weitere Bände vor. Sie decken
mit den Themen Angststörungen, Essstörungen, Demenz, affektive Störungen und Pharmakotherapie wesentliche Störungsbereiche des Faches Psychiatrie und
Psychotherapie ab. Mit dem hier vorgelegten Band 7
„Psychosoziale Therapien" wird die Reihe um einen weiteren wichtigen Aspekt der komplexen Therapie psychischer Störungen ergänzt. Neben der Einführung in die
Grundlagen psychosozialer Therapien werden spezielle
Verfahren wie Casemanagement, Ergotherapie und soziale
Trainingsprogramme, Arbeitsrehabilitation, psychoedukative Verfahren und Bewegungstherapie/Sporttherapie
sowie Aspekte des Wohnens und der Unterstützung bei
der Teilhabe am sozialen Leben behandelt.

Auch wenn eine Evidenzbasierung vieler der hier genannten Therapieansätze bisher unvollständig oder nicht
gegeben ist, stellen sie doch unverzichtbare, im vorliegenden Band sorgfältig dokumentierte und konsentierte
Elemente der mehrdimensional orientierten Therapie
und Rehabilitation psychischer Störungen dar. Sie tragen nicht nur zur therapeutischen Kultur der psychiatrisch-psychotherapeutischen Institutionen bei, sondern
ermöglichen erst die erforderliche Personenorientierung
mit ihrem Beitrag zu störungsspezifischer Diagnostik,
Therapie und Rehabilitation in einem zunehmend ver-
netzten Versorgungssystem.

Den Autoren und allen Beteiligten am Konsensusprozess gilt unser Dank für diesen gelungenen Band.

Düsseldorf, Homburg im April 2005   *W. Gaebel*
                                                    P. Falkai

Referat Qualitätssicherung, Leitlinien

Inhaltsverzeichnis

Einleitung und methodische Anmerkungen

Abweichend von dem bisher gewählten störungsbildbezogenen Vorgehen in der Leitlinienentwicklung der DGPPN wählt der vorliegende Band einen paradigmatisch-methodischen Ansatz. In der Entwicklung der psychiatrischen Versorgung spielen das sozialpsychiatrische Paradigma und die aus ihm hergeleiteten Interventionsmethoden historisch wie aktuell eine erhebliche Rolle, insbesondere in der Anwendung bei chronisch kranken und seelisch behinderten Menschen. Sozialpsychiatrie ist eine Sichtweise von Psychiatrie, die soziokulturelle Einflüsse auf Entstehung, Verlauf und Bewältigung psychischer Krankheiten, den Bezug erkrankter Individuen zum sozialen Netzwerk und die Auswirkung der Krankheit auf soziale Rollenübernahme sowie deren Überwindung fokussiert. Der Terminus Sozialpsychiatrie wurde in drei unterschiedlichen Weisen gebraucht: als Ansatz psychiatrischer Forschung, der sozialwissenschaftliche Grundlagen berücksichtigt (Watts und Bennett 1983, Shepherd 1984, in jüngeren Jahren eher vernachlässigt, siehe Finzen 1999), im Sinne einer grundlegenden Sichtweise, in der Entwicklung gelegentlich zur Ideologie erstarrt, und schließlich als ein Bündel konkreter Methoden und Vorgehensweisen. In diesem letzteren Sinn soll Sozialpsychiatrie in den vorgelegten Leitlinien entfaltet werden. Sie versteht sich dabei ausdrücklich nicht im Gegensatz zu den beiden anderen wesentlichen Paradigmen psychiatrischen Handelns, der biologischen Psychiatrie und der Psychotherapie.

Naturgemäß umfassen Leitlinien Hinweise zur Methodik und ihrer empirischen Begründung, sie können nicht auf die für sozialpsychiatrisches Handeln so wichtigen Aspekte der Beziehung, der zugrundeliegenden Philosophie und der Ethik eingehen.

Die vorliegenden Leitlinien sind in einem mehrstufigen Konsensusprozess entstanden: Die vom Vorstand der DGPPN beauftragte Kerngruppe hat bekannte Expertinnen und Experten auf dem Gebiet der Sozialpsychiatrie in Deutschland angesprochen und dabei auf eine Beteiligung aller relevanten Arbeitsfelder geachtet. Textbeiträge wurden auf der Basis einer Literaturrecherche von den Arbeitsgruppenmitgliedern vorbereitet. In der Literaturrecherche wurden primär systematische Meta-Analysen und randomisierte Studien, jedoch auch quasi-experimentelle Studien, Beobachtungsstudien und Expertenempfehlungen berücksichtigt. Die Empfehlungen der Leitlinie basieren somit auf einer Übersicht der relevanten wissenschaftlichen Literatur und einem Expertenkonsens. Die Leitlinientexte wurden in einer Konsensuskonferenz am 6. und 7. September 2001 in Minden in einer ersten Fassung verabschiedet, die im Folgenden weiter überarbeitet wurde.

Der vorliegende Text behandelt transkulturelle und mit Migration assoziierte Aspekte nicht, welche für psychosoziale Therapien (wie in der Psychiatrie insgesamt) bedeutsam sind. Künftige Fassungen werden diesem Thema Rechnung tragen müssen.

Die spezifischen Bedürfnisse psychisch behinderter Menschen sind ebenfalls nicht explizit herausgearbeitet worden. Diese lassen sich zwar im Vergleich zu den Handicaps bei somatisch Kranken nicht ähnlich präzise operationalisieren wie z. B. durch die Absenkung von Bordsteinkanten oder die Vorgabe von Griffhöhen etc., sie erschweren aber die Teilhabe am normalen Lebensalltag gerade durch die nicht auf den ersten Blick erkennbaren Einschränkungen erheblich; hierzu zählt vor allem der fluktuierende Verlauf vieler psychischer Erkrankungen mit der Folge von Fristversäumnissen, Vernachlässigung von Anwartschaften, soziophobischen Problemen beim Kontakt mit Behörden etc. Dadurch kommt es zu einer signifikanten Benachteiligung vieler psychisch Kranker. Die konkrete Abhandlung von geeigneten Abhilfen sollte in einem Folgeband berücksichtigt werden.

In der Leitlinie wird auf umschriebene Kernbestandteile psychosozialer Therapien Bezug genommen. Hierbei kommen aus

Gründen der Übersichtlichkeit und der Überschaubarkeit der Leitlinie einige Verfahren wie die Tanztherapie oder die Musiktherapie nicht zur Darstellung. Die Verfahren, die im folgenden Text dargestellt und diskutiert werden, sollten dann zur Anwendung kommen, wenn aufgrund der bei einer Erkrankung vorliegenden Funktionseinbußen ein klinisch plausibler Begründungszusammenhang besteht, also eine Indikation formuliert werden kann. Für diesen Prozess soll der vorliegende Text eine Leitlinie sein.

1 Grundlagen

1.1 Definition und Abgrenzung

Die moderne Therapie psychischer Störungen umfasst unterschiedliche Methoden, die in der Praxis meist in Kombination angewandt werden. In einer vereinfachenden Systematik lassen sich grundsätzlich drei Ansätze beschreiben. Die somatotherapeutischen Verfahren wie z. B. die Pharmakotherapie, die Elektrokrampftherapie oder die Wachtherapie zielen darauf ab, die den psychischen Störungen zugrunde liegenden pathophysiologischen Mechanismen direkt zu beeinflussen. Auch wenn die biologischen Grundlagen der meisten psychischen Störungen bisher nur zu einem Teil bekannt sind, stellt die Pharmakotherapie die am weitesten verbreitete therapeutische Intervention dar. Den zweiten Ansatz stellen die verschiedenen psychotherapeutischen Verfahren dar, die mit verbalen und nonverbalen Methoden auf eine Änderung von dysfunktionalen emotionalen, kognitiven bzw. behavioralen Mustern abzielen. Je nach theoretischem Hintergrund wird dabei der Schwerpunkt auf die Lösung intrapsychischer Konflikte, die Kompensation von Entwicklungsdefiziten oder die Modifikation von Lernerfahrungen, kognitiven Strukturen bzw. Verhaltensmustern gelegt. Beiden hier in ganz verkürzter Form dargestellten Ansätzen ist gemeinsam, dass sie auf das erkrankte Individuum fokussieren, dessen biologisches bzw. psychologisches System durch die Interventionen verändert werden soll. Die in den folgenden Kapiteln ausführlich dargestellten psychosozialen Therapien stellen den dritten methodischen Ansatz in der psychiatrischen Therapie dar. Psychosoziale Therapien zielen auf die therapeutische Beeinflussung psychischer Störungen durch Interventionen im sozialen Umfeld der Patienten bzw. auf eine

Veränderung der Interaktion zwischen den Patienten und ihrer Umgebung ab. Diese drei therapeutischen Strategien schließen sich nicht gegenseitig aus, sondern werden in der Regel in Kombination appliziert (Gabbard 2000).

Der hier verwandte Begriff Psychosoziale Therapien orientiert sich an der aktuellen angloamerikanischen Bezeichnung „psychosocial therapy". In zwei Übersichtsarbeiten zum aktuellen Forschungsstand bei schizophrenen Patienten werden darunter Interventionen wie social skills training, Familieninterventionen, kognitive Therapie- und Rehabilitationsprogramme, case management und arbeitsrehabilitative Programme zusammengefasst. Die Wirksamkeit dieser Therapien ist durch kontrollierte Studien belegt (Penn & Mueser 1996, Bustillo et al. 2001). Im deutschsprachigen Raum wird mehrheitlich der Begriff Soziotherapie gebraucht, der weitestgehend synonym ist (Müller 1972, Deister 1993, Kisker 1999, Reker 2000). In den 60er und 70er Jahren war Soziotherapie auch im internationalen Schrifttum gebräuchlich (Goldberg 1977).

Eine exakte und allgemein akzeptierte Definition und Abgrenzung existiert weder für Psychosoziale Therapie noch für Soziotherapie. Im angloamerikanischen Sprachraum ist bei den nicht medikamentösen Behandlungsverfahren vor allem das Ausmaß der empirischen Evidenz von Interesse, während eine systematische Abgrenzung gegenüber (kognitiver) Psychotherapie, Verhaltenstherapie oder Rehabilitation keine große Rolle spielt. In der deutschen Tradition ist das Interesse an einer genaueren Abgrenzung von Psychotherapie und psychosozialen Therapieverfahren, aber auch von Behandlung und Rehabilitation aufgrund systematischer, berufspolitischer und kostenträgerbezogener Überlegungen größer. Insgesamt ist das aktuelle Forschungsinteresse in diesem Bereich jedoch eher gering.

Seit Januar 2002 ist der Begriff Soziotherapie im SGB V der sozialen Gesetzgebung SGB V, § 37 a verankert. Soziotherapie ist somit als Bestandteil des Sicherstellungsauftrags der KV für niedergelassene Fachärzte, zum Teil auch Hausärzte, festgeschrieben. Die Durchführung wurde durch Richtlinien vom Richtlinienausschuss der Ärzte und Krankenkassen festgelegt, die seit

01.01.2002 in Kraft sind. Soziotherapie ist festgeschrieben für schwer chronisch psychisch Kranke mit den Diagnosen aus ICD F 20–22, 24–25, 31.5, 32.3 und 33.3. Sie stellt eine nervenärztlich-psychiatrisch verordnete Unterstützung und Handlungsanleitung dar zur Überwindung krankheitsspezifischer Defizite und daraus resultierender Beeinträchtigungen im sozialen Umfeld. Grundsätzlich ist Soziotherapie ein wichtiger Bestandteil der ambulanten psychiatrischen Rehabilitation. Die Anwendung ist auf 120 Stunden innerhalb von 3 Jahren begrenzt. Durch soziotherapeutische Maßnahmen soll Krankenhausbehandlung vermieden oder verkürzt werden. Leistungserbringer (Sozialarbeiter, Krankenpflegekräfte) müssen eigene Verträge gemäß den Empfehlungen der Spitzenverbände der Krankenkasse mit den einzelnen Krankenkassen schließen.

Psychosoziale Therapien finden sich als wesentlicher Zugang in modernen psychiatrischen Rehabilitationskonzepten (Anthony 1980, Bachrach 1992, Rössler & Riecher-Rössler 1994, BAR 2003) wieder, in denen die Verbesserung der sozialen Integration und Anpassung wesentliches Ziel der Bemühungen ist. Die WHO hat mit der International Classification of Functioning (ICF) die „funktionale Gesundheit" in den Mittelpunkt gerückt (WHO 2001). Eine Sichtweise, die neben der klinischen Symptomatik auch die daraus resultierenden funktionalen Einschränkungen und sozialen Umgebungsbedingungen sowie die vorhandenen Ressourcen beachtet, ist somit gleichermaßen für eine mehrdimensionale psychiatrische Therapie wie für aktuelle Rehabilitationskonzepte charakteristisch. Eine strikte Trennung von Therapie und Rehabilitation, wie sie bisher sozialrechtlich vorgesehen ist, ist fachlich nicht nachzuvollziehen. Psychosoziale Interventionen gehören sowohl zum Inventar therapeutischer als auch rehabilitativer Programme.

Psychosoziale Therapien stehen historisch im Kontext der Sozialpsychiatrie. Der pragmatische Einsatz empirisch gesicherter Psychosozialer Therapiemethoden ist aber nicht notwendigerweise an die mit diesem Begriff verbundene wissenschaftliche Gesamtperspektive von Psychiatrie (Eikelmann 1998) oder mit der Akzeptanz der klassischen „sozialpsychiatrischer Essentials" wie dem besonderen Interesse an Versorgungsfragen, einer Schwerpunktsetzung auf chronisch Kranke oder einem sozialpolitischen Engagement gebunden, wenngleich der Einsatz psychosozialer Therapiemethoden die grundsätzliche Akzeptanz der Bedeutung sozialer Faktoren für den Verlauf und die Therapie psychischer Erkrankungen voraussetzt.

Ebenfalls eng verbunden mit den Psychosozialen Therapien und begrifflich vielerorts mit Soziotherapie gleichgesetzt ist das Konzept der Milieutherapie. Damit verbindet sich ein umfassendes und praktisch relevantes, empirisch aber schwer fassbares Konzept. Im weitesten Sinne wird darunter die Gestaltung von Umgebungsbedingungen, sozialen Regeln und Umgangsformen sowie die Organisation aller therapeutischen Angebote verstanden (Müller 1972, Almond 1975, Gunderson 1978, Cumming & Cumming 1979, Heim 1985). Historisch betrachtet bezieht sich Milieutherapie zuallererst auf die Gestaltung institutioneller Milieus in Krankenhäusern, Stationen, Wohnheimen oder Tageskliniken. Die grundlegenden Annahmen, nämlich dass das Milieu einer Einrichtung einen starken Einfluss auf die Befindlichkeit chronisch schizophrener Patienten hat und dass über die gezielte Gestaltung eines therapeutischen Milieus Behandlungserfolge erzielt werden können, ist durch die berühmte Drei-Hospitäler-Studie von Wing & Brown (1970) empirisch belegt.

In das Milieu psychiatrisch-psychotherapeutischer Einrichtungen geht eine unüberschaubare Vielzahl einzelner Faktoren ein, die von der Architektur und dem Personalschlüssel bis zu den fachlichen Konzepten, der Organisation der Therapieangebote und persönlichen Eigenschaften von Mitarbeitern reichen. Damit sind gleichzeitig die besonderen Stärken und Schwächen des Konzeptes umrissen. Im positiven Sinne lenkt Milieutherapie die Aufmerksamkeit auf die banale Tatsache, dass eine Behandlung nicht im luftleeren Raum, sondern notwendigerweise in einer sozialen wie materiellen Umgebung stattfindet. Diese kann die verschiedensten positiven wie negativen Eigenschaften haben, aber sie kann nicht „nicht" sein. Das Konzept Milieutherapie fordert zu einer bewussten und (therapie-)zielorientierten Gestaltung der Umgebungsbedingungen heraus. In diesem Sinne kann es für die

Begründung der Forderung nach angemessenen Räumlichkeiten, einer ansprechenden Ausstattung, genügend Personal, einem bestimmten therapeutischen Stil oder des Umfanges und der Art der Therapieangebote herangezogen werden. Gleichzeitig ist diese Beliebigkeit aber auch die größte Schwäche des Konzeptes, da es zur Legitimation fast jeder Maßnahme dienen kann, nicht eingrenzbar und empirisch nicht überprüfbar ist.

Zwar gibt es in der Praxis einen Konsens über Grundcharakteristika verschiedener therapeutischer Milieus, z. B. die beruhigende, reizarme Atmosphäre einer Akutaufnahmestation oder das aktivierende Milieu einer psychiatrischen Tagesklinik (Heim 1985, Reker 1999), in den Einzelheiten müssen Entscheidungen und Bewertungen aber weiterhin überwiegend erfahrungsgeleitet und im Rahmen heuristischer Konzepte und weniger auf der Basis empirisch gesicherten Wissens erfolgen (Veltin 1979). Die Bedeutung und das Bewusstsein für das Konzept Milieutherapie in der psychiatrisch-psychotherapeutischen Behandlung sind wahrscheinlich auch in dem Maße gesunken wie es gelungen ist, bestimmte materielle, bauliche und personelle Standards zu realisieren bzw. durch andere Argumentationen und Konzepte (PsychPV, Qualitätsmanagement etc.) zu begründen.

Außerhalb von psychiatrischen Institutionen, z. B. im Zusammenhang mit dem Familienmilieu hat sich der Begriff Milieutherapie nicht etablieren können. Weder die Organisation der regionalen psychiatrischen Versorgung einer Region noch Aspekte der makrosozialen Umgebung wie gesellschaftliche Stigmatisierung oder sozialrechtliche Benachteiligungen werden gemeinhin unter Milieutherapie gefasst. Unabhängig davon, dass Änderungen in diesen Bereichen potentiell ebenso starke Auswirkungen auf das Leben vieler Patienten haben könnten wie individuelle Therapie- oder Rehabilitationsmaßnahmen, würde der Therapiebegriff dadurch unsinnig ausgeweitet werden.

Besser als durch die bereits oben gegebene allgemeine Definition, dass Psychosoziale Therapien auf die therapeutische Beeinflussung psychischer Krankheiten durch Interventionen im sozialen Umfeld der Patienten bzw. auf eine Veränderung der Interaktion zwischen den Patienten und ihrer Umgebung abzielen, lassen sich den unterschiedlichen Verfahren gemeinsame Charakteristika benennen. Ein wesentliches Charakteristikum Psychosozialer Therapien ist, dass sie primär auf eine Änderung von sozialen Interaktionen ausgerichtet sind, wobei diese Änderung nicht einseitig auf Seiten des Patienten erfolgt, sondern bewusst die Umgebung einbezieht oder sogar auf sie fokussiert. Allenfalls als sekundärer Effekt wird eine Veränderung von innerpsychischen Abläufen und Einstellungen erwartet. Psychosoziale Therapien sind eher handlungs- als einsichtsorientiert. Darüber hinaus ist hervorzuheben, dass sie in doppelter Weise ressourcenorientiert sind: einmal weil sie die Fähigkeiten und Möglichkeiten der Patienten hervorheben, ihnen eine aktive Rolle zuweisen und ihre Lern- und Veränderungsfähigkeit betonen; zum anderen weil sie versuchen, die Ressourcen der Umgebung zu mobilisieren.

Ein weiteres Charakteristikum Psychosozialer Therapien liegt in der Multiprofessionalität ihrer Durchführung. Anders als in der Psychotherapie, die von Ärzten bzw. Psychologen verordnet und durchgeführt wird, oder der ärztlich verordneten Pharmakotherapie wird bei den Psychosozialen Therapien ein großer Teil der praktischen Arbeit von anderen Berufsgruppen durchgeführt. Die ärztlichen Aufgaben bestehen in der Indikationsstellung, der Supervision und der Verantwortung des Gesamtbehandlungsplans und weniger in der Durchführung.

In aller Regel werden Psychosoziale Therapien mit anderen Therapiemaßnahmen kombiniert durchgeführt. Obwohl dies heute die gängige Praxis ist und die Probleme eines einseitigen biologischen oder psychosozialen Reduktionismus weitgehend überwunden sind, ist über positive oder negative Effekte solcher Kombinationstherapien wenig bekannt. Eine Übersicht über die wenigen kontrollierten Studien, die die häufige Kombination von neuroleptischer Medikation und psychosozialen Maßnahmen untersucht haben, geben Katschnig & Windhaber (1998). In der Mehrzahl der Studien sind die Ergebnisse einer Kombinationsbehandlung der Applikation nur eines Therapieansatzes überlegen.

Psychosoziale Therapien sind integraler Bestandteil jeder umfassenden psychiatrischen Behandlung, wobei der Schwerpunkt ihres Einsatzes bei der Gruppe der schwer und chronisch psychisch Kranken liegt. Die meiste empirische Evidenz liegt bisher bei schizophrenen Patienten vor (Penn & Mueser 1996, Katschnig & Windhuber 1998, Bustillo 2001) wenngleich ihr Einsatz auch bei anderen Störungen erfolgt.

Psychosoziale Maßnahmen müssen gegenüber der Psychotherapie auf der einen Seite und unspezifischen sozialen Aktivitäten auf der anderen Seite abgegrenzt werden. Die wesentlichen Unterschiede zur Psychotherapie liegen in der Perspektive auf den Patienten (Individuum versus Mitglied der sozialen Gemeinschaft), im Setting (exklusive therapeutische Zweier-Beziehung versus soziales Feld), in den eingesetzten Methoden (Gespräch versus soziale Interaktion) und in der Zielsetzung (innerpsychische Umstrukturierung versus Änderung von sozialen Interaktionen). Die Abgrenzung ist allerdings nicht scharf und eindeutig, sondern markiert lediglich Schwerpunkte der beiden Sichtweisen. Deutliche Überschneidungen ergeben sich z.B. bei den psychoedukativen Verfahren, v.a. dann wenn diese nicht auf den Patienten, sondern auf sein soziales Umfeld, z.B. die Familie fokussieren und bei einigen kognitiv-behaviouralen Therapiemethoden.

Auf der anderen Seite sind Psychosoziale Therapien von unspezifischen sozialen Alltagsaktivitäten abzugrenzen. Der Begriff Therapie impliziert, dass hier nur solche Interventionen gemeint sein können, die gezielt und geplant in Bezug auf Symptome oder Behinderungen eingesetzt werden, die in einen Gesamtbehandlungsplan integriert sind und die zu belegbaren Effekten führen. Wie bei allen anderen Behandlungsmaßnahmen sind auch für psychosoziale Therapien eine Indikation, ein Therapieziel, Hypothesen über die Wirkweise, die Beachtung möglicher ungewollter (Neben-)wirkungen und eine Vorstellung über Frequenz bzw. Dauer der Maßnahmen zu fordern. Nicht jede soziale Aktivität wird zur Therapie nur, weil sie mit einem Patienten durchgeführt wird. Die manchmal schwierige Unterscheidung zwischen Psychosozialen Therapien als Behandlungsmaßnahmen und unspezifischen sozialen Aktivitäten ist dabei nicht allein anhand der einzelnen Aktivität zu treffen, sondern muss den Gesamtrahmen und das gesamte Behandlungskonzept mit berücksichtigen.

Wegen dieser Abgrenzungsschwierigkeiten von sozialem All-
tagshandeln sind Psychosoziale Therapien als Behandlungsform
Außenstehenden schwerer zu vermitteln als etwa die medikamentöse Behandlung oder Psychotherapie. Die Ähnlichkeit zu all-
täglichem Tun erscheint in der Praxis groß und der reine Be-
schäftigungsaspekt sehr im Vordergrund zu stehen. Das Problem
betrifft Kostenträger und Sozialpolitiker, Patienten und Angehörige wie auch die Mitarbeiter potentiell aller Berufsgruppen.

Psychosoziale Therapien bzw. Soziotherapie sind sozialrechtlich
bisher v. a. im stationären und teilstationären Bereich und erst in
jüngster Vergangenheit durch die Einführung der Soziotherapie
zu Lasten der Krankenversicherung im § 37 a GKV auch im ambulanten Bereich verankert. Die Personalverordnung Psychiatrie beschreibt Soziotherapie als „alle handlungsorientierten Einflussmaß-
nahmen auf die Wechselwirkung zwischen der Erkrankung des Patienten und seinem sozialen Umfeld" und weist sie ausdrücklich als
integralen Bestandteil der Behandlungskategorien A1, A3, A6, S4,
S6, G3 und G6 aus (Kunze & Kaltenbach 2003). In den Kategorien
A4 und G4 wird darüber hinaus die Gestaltung des therapeutischen
Milieus als Behandlungsinhalt beschrieben. Betrachtet man die be-
rufsgruppenbezogenen Minutenwerte für Ergotherapeuten, Bewe-
gungs- und Physiotherapeuten sowie Sozialarbeiter, so wird allein
daraus der erhebliche quantitative Anteil soziotherapeutischer Aktivitäten im Rahmen der stationären und tagesklinischen Therapie
deutlich (wobei die ärztlichen und pflegerischen Anteile noch hin-
zukommen). Im ambulanten Bereich besteht dagegen ein erhebliches Defizit. Während die Institutsambulanzen je nach regionalem
Finanzierungsmodell unterschiedliche Möglichkeiten haben, stan-
den den niedergelassenen Psychiatern bisher keine kostendecken-
den Möglichkeiten der Finanzierung systematischer Psychosozialer
Therapien zur Verfügung. Durch die Einführung der ambulanten
Soziotherapie als therapeutische Maßnahme zu Lasten der Krankenversicherung im § 37 a GKV besteht grundsätzlich die Möglichkeit, Soziotherapie im Sinne eines case management zu verordnen.
Die vereinbarten Finanzierungsmodalitäten haben allerdings dazu
geführt, dass diese wichtige und notwendige Maßnahme in der Praxis bislang kaum realisiert werden konnte.

1.2 Prinzipien

Der Vielfalt der in der Praxis eingesetzten Psychosozialen Therapieverfahren und der Gestaltung therapeutischer Milieus liegen
einige gemeinsame Grundannahmen bzw. Prinzipien zugrunde,
die im Folgenden zusammengefasst werden sollen. Sie sind vor
allem in der angloamerikanischen Literatur in der Diskussion
um psychiatrische Behandlung und Rehabilitation von chronisch
psychisch Kranken sowie dem Konzept des ‚Empowerment' formuliert worden (Anthony 1980, Bachrach 1992, Fisher 1994). Die
wichtigste Gemeinsamkeit aller Psychosozialen Therapien liegt in
der Betonung der Bedeutung des sozialen Kontexts der psychischen Erkrankungen und der Berücksichtigung der sozialen Netze und Lebenswelten der Patienten.

Das zentrale Ziel aller Psychosozialen Therapien ist es, die betroffene Person darin zu unterstützen, ihre Fähigkeiten und Möglichkeiten in dem maximal möglichen Ausmaß zu entwickeln
und dadurch das größtmögliche Maß an Autonomie, Selbstständigkeit und Unabhängigkeit von professioneller Hilfe zu erreichen. Damit liegt der Schwerpunkt auf der Förderung von sozialen, lebenspraktischen und beruflichen Fähigkeiten, die für die
einzelne Person notwendig sind, um in ihrem jeweiligen Umfeld
möglichst selbstständig und zufrieden zu leben. Psychosoziale
Therapien zielen auf einen Zuwachs an Handlungskompetenz für
die betroffenen Patienten ab. Für die Indikationsstellung zu einzelnen Therapiemaßnahmen ist dabei zu prüfen, inwieweit die
vorhandenen bzw. die zu erlernenden Fähigkeiten für das aktuelle oder das angestrebte Lebensumfeld relevant sind. Es wird jedoch nicht nur einseitig auf die Person abgehoben, sondern als
zweiter Focus auf die soziale Umgebung, deren Ressourcen einbezogen werden müssen und deren Anforderungen an die betroffene Person und deren Fähigkeiten soweit als möglich adaptiert
werden sollen. Psychosoziale Therapien haben somit einen indi-
viduum- und einen umgebungsbezogenen Ansatz.

Psychosoziale Therapien konzentrieren sich auf die vorhandenen Fähigkeiten und Stärken der Patienten und weniger auf deren Einschränkungen, Symptome und Defizite. Sie bieten Patien-

ten Lern- und Entwicklungsmöglichkeiten an und versuchen die positive Überzeugung zu vermitteln, dass Entwicklungen und Veränderungen möglich sind. Diese Vermittlung von Hoffnung und Zukunftsperspektive ist wesentlicher Bestandteil der therapeutischen Grundhaltung.

Ein weiteres Prinzip Psychosozialer Therapien ist die aktive Einbeziehung der Patienten in den Therapieprozess, in die Festlegung der Ziele und die Auswahl der Maßnahmen. Psychosoziale Therapien setzen die aktive Mitarbeit der Patienten voraus. Das schließt nicht aus, dass in bestimmten Phasen auch eine Motivationsarbeit erfolgen muss. Wesentliche Qualitätskriterien sind dabei, inwieweit die Nutzer über die Ziele und Zwecke eines Hilfsangebots informiert sind, es selber als angemessene Form der Unterstützung betrachten, Möglichkeiten zur Mitgestaltung und Mitentscheidung haben sowie kontinuierliche Rückmeldungen über den Verlauf der Therapie und ihre Ergebnisse erhalten (Fisher 1994).

Bezüglich der Effekte Psychosozialer Therapien sind spezifische und unspezifische Wirkungen zu unterscheiden. Unspezifische Wirkungen liegen in der allgemeinen Aktivierung, dem tagesstrukturierenden Effekt einiger Maßnahmen, der Förderung von sozialen Aktivitäten und Kommunikation oder dem regelmäßigen Kontakt zum Versorgungssystem. Die spezifischen Effekte liegen v.a. in dem erreichten Zuwachs an Fähigkeiten, Kompetenzen und Wissen. Dies kann sich auf arbeitsbezogene Fähigkeiten durch ergotherapeutische oder im weiteren Sinn arbeitsrehabilitative Maßnahmen, auf größeres Wissen und verbesserte Handlungskompetenz im Umgang mit Krankheitssymptomen und der Medikation durch Psychoedukation oder auf verbesserte körperliche Fitness durch Sport beziehen. Verbunden mit diesem Zuwachs an Fähigkeiten ist eine Stärkung des Selbstbewusstseins, eine aktivere Rolle in der Bewältigung der Erkrankung und eine Orientierung auf soziale Integration. Zudem trägt die Verbesserung von Coping-Strategien und der Compliance wesentlich zur Stressreduktion bei.

Hypothesen über die Wirkfaktoren Psychosozialer Therapien stellen demzufolge auch die individuellen und sozialen Lernprozesse in den Mittelpunkt. Dabei gelangen bekannte Lernprinzipien wie Lernen am Erfolg oder am Modell, häufige Wiederholung, gestufte Anforderungen, ständige Motivation und Aktivierung durch Milieugestaltung und soziale Unterstützung, Psychoedukation und Verbesserung der individuellen Partizipation und Reflexion zur Anwendung. Darüber hinaus haben schon Wing (1966) und Harlfinger (1968) am Beispiel der Arbeitstherapie auf gruppendynamische Faktoren aufmerksam gemacht. Die Teilnahme an der Arbeitstherapie mobilisiert Restfähigkeiten, unter den Teilnehmern entsteht die Gruppennorm, möglichst gut zu arbeiten, und man orientiert sich vor allem an den stärkeren Mitpatienten. Als therapeutische Effekte dieses Gruppenprozesses beschreibt Wing (1966) bei zwei Dritteln der Patienten eine realistische Zunahme des Selbstvertrauens, die Reduktion von Ängstlichkeit und Depressivität und als wichtigsten Punkt die Steigerung von „Zuversicht".

1.3 Psychosoziale Therapien in unterschiedlichen Behandlungssettings

Psychosoziale Therapien sind stärker als biologisch begründete Behandlungsansätze und Psychotherapie abhängig von Settingfaktoren und auf bestimmte Organisationsformen bezogen. Folgerichtig spielt die Auseinandersetzung über Organisationsformen und Institutionen in der sozialpsychiatrischen Literatur traditionell eine große Rolle. Die DGPPN hat den aktuellen Stand der Versorgungsdiskussion in dem Positionspapier „Behandlung psychischer Erkrankungen in Deutschland" (DGPPN 1997) zusammengefasst. Die notwendige Diskussion zur Optimierung von Versorgungsorganisation einschließlich der damit zusammenhängenden ökonomischen Aspekte ist jedoch immer in der Gefahr, einem institutionszentrierten Ansatz Vorschub zu leisten. Demgegenüber wurde der Vorrang personenzentrierter Hilfen in der psychiatrischen Versorgung betont (Bundesministerium für Gesundheit 1999).

Psychosoziale Therapie wird mit unterschiedlichen Akzentsetzungen in allen Feldern der psychiatrischen Versorgung angewandt:

Ambulante Behandlung: Niedergelassenen Ärzten des hausärztlichen Versorgungsbereiches (meist Allgemeinärzte) und niedergelassenen Fachärzten der Gebiete Nervenheilkunde, Psychiatrie, Psychiatrie und Psychotherapie kommt im Case Management, in der Anwendung psychoedukativer Behandlungsformen und in der Vermittlung anderer psychosozialer Hilfen eine Schlüsselstellung zu. Weitere psychosoziale Behandlungsverfahren werden auf ärztliche Anordnung durch in Praxen tätige Angehörige anderer Fachberufe des Gesundheitswesens (z. B. Ergotherapeuten) ausgeführt. Im Rahmen einer Komplexleistung spielen psychosoziale Interventionen im Behandlungsangebot der Institutsambulanzen an psychiatrischen Fachkrankenhäusern und Abteilungen mit Versorgungsverpflichtung eine bedeutsame Rolle. Diese Institutsambulanzen sind für Patienten eingerichtet, die die Versorgung durch niedergelassene Ärzte aus unterschiedlichen Gründen, insbesondere wegen Art oder Schwere ihrer Erkrankung, nicht hinreichend in Anspruch nehmen können. Sozialpsychiatrische Dienste nehmen nach Ländern und Regionen unterschiedlich im Rahmen ihres gesetzlichen Auftrages an der ambulanten Versorgung teil und leisten dabei insbesondere Case Management.

Stationäre und teilstationäre Behandlung: Bei der stationären Behandlung in psychiatrischen Universitätskliniken, Fachkrankenhäusern und Abteilungen an Allgemeinkrankenhäusern sind psychosoziale Interventionen integrierter Bestandteil des Gesamtbehandlungsplanes. Je nach Art, Schwere und Akuitätsgrad der Erkrankung ergibt sich ein unterschiedlicher Anteil und Stellenwert dieses Behandlungssektors. Wesentliche Hinweise enthält die Psychiatrie-Personalverordnung (Kunze und Kaltenbach 1994). Teilstationäre Behandlung, meist in Tageskliniken, hat aufgrund ihrer Lebensweltnähe besonderen Bezug zu psychosozialen Behandlungsformen.

Medizinische, berufliche und ergänzende soziale Rehabilitation wurde in der Psychiatrie gegenüber anderen Fächern der Medizin lange Zeit vernachlässigt. Rehabilitation wird notwendig bei chronischer Krankheit oder Behinderung, die den betroffenen Menschen an angemessener Entfaltung seines Lebens und sozialer Teilhabe hindert. Wesentliche Ziele der Rehabilitation sind die Bewältigung der Krankheit und die Herstellung einer optimalen Lebensqualität (Katschnig 1994). Wegen der besonderen Bedeutung wird der Einsatz psychosozialer Therapien in der Rehabilitation in einem gesonderten Abschnitt behandelt (s. Abschnitt 1.4).

Komplementäre Versorgung: Unter dieser Bezeichnung werden Hilfen insbesondere für chronisch psychisch kranke und seelisch behinderte Menschen zusammengefasst, die nicht den klassischen Formen der ambulanten, teilstationären oder stationären Behandlung oder Rehabilitation zugeordnet werden können. Die Bezeichnung ist irreführend: Im Sinne personenzentrierter Hilfen sind flexible, lebensweltnahe und niedrigschwellige Angebote mit unmittelbarem Bezug zu alltagsrelevanten Problemen vorrangig, die klassische Behandlung demgegenüber subsidiär. Umgekehrt stellt allerdings eine angemessene Behandlung auf der Symptomebene in der Regel die Bedingungen her, unter denen komplementäre Hilfen in Anspruch genommen werden können. Der Übergang zu rehabilitativen Angeboten ist fließend, die Trennung zwischen zeitlich befristeter und zielgerichteter Rehabilitation und langfristiger Integrationshilfe in vielen Fällen künstlich, manche der hier als Schauplätze komplementärer Versorgung aufgeführten Einrichtungen leisten auch rehabilitative Angebote im engeren Sinne.

Seit der Psychiatrie-Enquête und den daraus entstandenen Modellprogrammen ist in der Bundesrepublik Deutschland eine Vielfalt komplementärer Hilfsangebote entstanden, die sinnvoll nach Zielbereichen geordnet werden können:
- Wohnen: z. B. psychiatrische Übergangs- und Dauerwohnheime, betreute Wohngemeinschaften, betreutes Einzelwohnen.
- Arbeit: z. B. indirekte Hilfen, wie Arbeitsvorbereitungsprogramme, Arbeitsvermittlung, Integrationsfachdienste, direkte Hilfen wie Werkstätten für (psychisch) Behinderte, Integrationsfirmen, Selbsthilfebetriebe.

– Soziale Teilhabe: z. B. Beratungsstellen, Patientenclubs, Teestuben, Tagesstätten.

In den Einrichtungen und Diensten des Komplementärbereiches spielen neben unspezifischen Alltagshilfen insbesondere auch Elemente der psychosozialen Therapie eine Rolle.

Hinsichtlich der Inanspruchnahme dieser unterschiedlichen Versorgungssettings besteht eine klare Hierarchisierung:

Hausärztliche Versorgung steht durch flächendeckende Verfügbarkeit und Niedrigschwelligkeit am Anfang.

Fachärztliche Versorgung ist zur differenzierten ambulanten Behandlung bei psychischen Störungen unverzichtbar, sie wird gegebenenfalls ergänzt durch das Angebot von *Institutsambulanzen* psychiatrisch-psychotherapeutischer Fachkrankenhäuser und -abteilungen.

Teilstationäre Behandlung in *Tageskliniken* kommt in Betracht, wenn ambulante Behandlung nicht ausreichend ist, selbstständiges Wohnen und Alltagsbewältigung gegebenenfalls mit ergänzenden Hilfen jedoch (noch oder wieder) möglich sind.

Stationäre Behandlung ist nur dann und solange erforderlich, wie die Mittel des Krankenhauses rund um die Uhr zur Abwendung von Gefahren und zur angemessenen Behandlung der Störung gebraucht werden.

Medizinische, gegebenenfalls auch berufliche Rehabilitation schließen sich an, wenn nach Abschluss der Akutbehandlung Rehabilitationsbedarf besteht (s. Abschnitt 1.4).

Komplementäre Versorgung ergänzt die ambulante Behandlung bei solchen Menschen, bei denen gegebenenfalls nach Abschluss von Rehabilitationsmaßnahmen Teilhabestörungen persistieren, die eine langfristige, gegebenenfalls lebenslange Hilfe erfordern.

Um eine angemessene Ressourcenausnutzung, eine sinnvolle regionale Versorgungsplanung und insbesondere die Verfügbarkeit und Transparenz des Angebotes im Einzelfall sicherzustellen, sind die Koordination und Kooperation der beteiligten Dienste, ihrer Träger und der dort tätigen Fachpersonen zu gewährleisten und die Informationen über das regionale Angebot verfügbar zu machen. Sozialpsychiatrische oder gemeindepsychiatrische Verbünde, teilweise in den Psychiatriegesetzen der Länder vorgeschrieben, bieten hierzu die Grundlage. Kooperationsleitlinien wurden entwickelt (Längle et al. 1998).

Die Abhängigkeit Psychosozialer Therapien vom situativen Kontext bedeutet auch, dass Ergebnisse aus einem therapeutischen Setting nicht ohne weiteres in ein anderes oder aus den therapeutischen Einrichtungen in die Lebenswelt übertragbar sind (Transfer-Problem). Dies hat vor allem zwei praktische Konsequenzen: Die Therapie sollte so früh wie möglich in das reale Lebensfeld platziert werden und Diagnostik und Therapie sollten lebensfeldbezogen durchgeführt werden, d. h. die psychopathologische Symptomatik und Funktionsbeeinträchtigung sind in ihrer Relevanz und Wechselwirkung mit den realen Lebensfeldern zu betrachten.

Wie weit eine konsequente Weiterentwicklung im Sinne der Flexibilisierung bis hin zur 'Virtualisierung' der Institutionen möglich sein wird, hängt von verschiedenen Kontextbedingungen ab, unter anderem der Belastbarkeit von Patienten und Angehörigen einerseits sowie der Kompetenz, der Belastbarkeit und den Arbeitsbedingungen der professionellen Mitarbeiter und damit nicht zuletzt auch von ausreichenden und flexibel nutzbaren Ressourcen (Kunze 2001). Ein Leitgedanke ist der personenzentrierte Ansatz (Kauder und APK 1997, Arbeitshilfe; BMG Band 116/I & II).

1.4 Psychiatrische Rehabilitation

Die rehabilitative Medizin psychischer Störungen (bzw. der rehabilitative Anteil des Faches Psychiatrie und Psychotherapie) weist in fachlicher und sozialrechtlicher Hinsicht eine Sonderstellung auf. Aufgrund der starken Verkürzung von Verweildauern in klinisch-stationären Behandlungseinrichtungen, veränderter Kon-

zeptionen und vermehrten Inanspruchnahmeverhaltens hat die
Entwicklung dieses Spezialgebietes hohe aktuelle Bedeutung.

Allgemein ist Rehabilitation definiert als „...die Gesamtheit
der Bemühungen, einen durch Krankheit, angeborenes Leiden
oder äußere Schädigung körperlich, geistig oder seelisch behinderten Menschen über die Akutbehandlung hinaus durch umfassende Maßnahmen auf medizinischem, schulischem, beruflichem
und allgemein sozialem Gebiet in die Lage zu versetzen, eine Lebensform und Stellung, die ihm entspricht und seiner würdig ist,
im Alltag, in der Gemeinschaft und im Beruf zu finden bzw. wiederzuerlangen" (Bundesarbeitsgemeinschaft für Rehabilitation
2000). Sofern die hier benannte Krankheit oder das angeborene
Leiden den psychischen Störungen im Sinne von Kapitel F der
ICD 10 zuzuordnen ist, sind die Hilfen im Rahmen der rehabilitativen Medizin bei psychischen Störungen zu definieren.

Wesentliche diagnostische Grundlage für die rehabilitative Medizin ist die „Internationale Klassifikation der Funktionen und
Fähigkeitsstörungen" der Weltgesundheitsorganisation (ICF). Wesentliche Elemente dieses Systems, das die ältere Klassifikation
der Behinderungen (ICIDH) ablöst, sind:

Kommt es aufgrund einer anhaltenden Schädigung oder Störung körperlicher oder mentaler Strukturen (z. B. aufgrund einer
chronischen Erkrankung, deren Residuen oder Folgezustände) zu
einer relevanten Funktionsbeeinträchtigung, so kann daraus unter Berücksichtigung von Ressourcen und Defiziten der betroffenen Person, aber auch ihrer Interaktion mit der Umwelt eine Beeinträchtigung der Teilhabe in verschiedenen Lebensbereichen
(Beruf und Ausbildung, Alltagsbewältigung, Teilnahme am Leben
der Gesellschaft etc.) entstehen. Liegt eine derartige Teilhabestörung vor oder droht sie, so ist von *Rehabilitationsbedarf* auszugehen. *Rehabilitationsfähigkeit* ist dann gegeben, wenn nach Abklingen akuter Symptome einschließlich der Überwindung einer
möglichen Selbst- oder Fremdgefährdung und nach Wegfall der
Notwendigkeit stationärer oder teilstationärer Behandlung die betroffene Person in der Lage ist, das rehabilitative Angebot anzunehmen und die dazu notwendigen Grundvoraussetzungen (Unabhängigkeit von fremder Hilfe bei alltäglichen Verrichtungen,

bei ambulanter Rehabilitation selbstständiges Wohnen und Fähigkeit, das Rehabilitationsangebot z. B. durch die Nutzung öffentli-
cher Verkehrsmittel zu erreichen) gegeben sind und das notwendige Mindestmaß an Einsicht und Motivation besteht. Eine *positive Rehabilitationsprognose* ist dann anzunehmen, wenn das defi-
nierte Rehabilitationsziel (z. B. bessere Krankheitsbewältigung,
Eingliederung in das allgemeine Erwerbsleben) in angemessener
Frist (z. B. gemäß der RPK-Empfehlungsvereinbarung für medizinische und berufliche Rehabilitation jeweils höchstens ein Jahr)
mit den gegebenen Mitteln voraussichtlich erreichbar sein wird.
Rehabilitationsmaßnahmen kommen nur in Frage, wenn die genannten Voraussetzungen (Rehabilitationsbedarf, Rehabilitationsfähigkeit, positive Rehabilitationsprognose) gegeben sind. Dies ist
durch fachärztliche Begutachtung festzustellen.

Medizinische Rehabilitation dient im Wesentlichen der Überwindung von Krankheitsfolgen, der Verbesserung von Funktionen
und der Optimierung der Krankheitsbewältigung und soll dadurch Teilhabestörungen beseitigen oder vermindern, ggf. das
Entstehen von Pflegebedürftigkeit abwenden, aber auch den
künftigen Krankheitsverlauf z. B. hinsichtlich notwendiger stationärer Behandlung bessern (tertiäre Prophylaxe). *Berufliche Rehabilitation* dient dem Ziel, die Erwerbsfähigkeit zu erhalten oder
wiederherzustellen. Im Allgemeinen wird dabei die Eingliederung
in den allgemeinen („ersten") Arbeitsmarkt angestrebt. Nur er-
satzweise kommt ggf. auch ein anderes Ziel, die Arbeit in einer
Werkstatt für behinderte Menschen, in Frage. Nach dem geltenden deutschen Sozialrecht werden nur medizinische Rehabilitation und berufliche Rehabilitation (Hilfen zur Teilhabe am Beruf)
sowie die diese Leistungen notwendig begleitenden psychosozialen Rehabilitationselemente durch die gesetzliche Sozialversicherung finanziert. Die rechtlichen Bestimmungen dazu sind im
SGB IX (2000) zusammengefasst. Kostenträger für die medizinische Rehabilitation kann je nach dem individuellen Leistungs-
anspruch die gesetzliche Renten- oder Krankenversicherung sein,
für die berufliche Phase der Rehabilitation kommt neben der
Rentenversicherung die Agentur für Arbeit in Frage. Individuell
treten an die Stelle dieser Versicherungsträger auch Beihilfeträ-

ger. Teilweise gewähren auch berufsständische Versorgungswerke Zuschüsse für Rehabilitationsmaßnahmen.

Konzepte zur Rehabilitation bei psychischen Störungen wurden entwickelt und in ihrer Wirksamkeit evaluiert, eine aktuelle Zusammenstellung findet sich in Rössler 2004. Psychosoziale Therapieformen spielen bei der rehabilitativen Medizin psychischer Störungen eine zentrale Rolle.

Störungsspezifische Rehabilitationskonzepte wurden lange Zeit überwiegend für Funktions- und Teilhabestörungen aufgrund von schizophrenen, schizoaffektiven und schizotypen Störungen entwickelt. Inzwischen wurde das Angebot auf Menschen mit Persönlichkeitsstörungen, affektiven, insbesondere bipolaren Störungen sowie Personen mit der Komorbidität „Psychose und Sucht" (meist schizophrene Störungen in Kombination mit Substanzabhängigkeit) ausgedehnt.

Entgegen dem internationalen Trend hat sich in der Bundesrepublik Deutschland außerhalb des psychiatrischen Versorgungszusammenhanges eine eigenständige psychotherapeutisch-psychosomatische Rehabilitationskette entwickelt, in der Rehabilitationsteilnehmer mit klassischen psychosomatischen, aber auch neurotischen und affektiven Störungen bisher ausschließlich stationär meist gemeindefern und mit deutlicher Zentrierung auf psychotherapeutische Behandlungsansätze rehabilitiert werden.

Auch für die Rehabilitation Suchtkranker (von substanzabhängigen Störungen Betroffener) hat sich aufgrund der Vorgaben der Kosten- und Leistungsträger („Empfehlungsvereinbarung Sucht") ein eigenständiges Rehabilitationssystem entwickelt. Nennenswerte Angebote im Bereich der Gerontopsychiatrie fehlen bisher, wobei aufgrund der demographischen Entwicklung und der damit einhergehenden Ausweitung des Pflegebedarfs dringender Bedarf besteht.

Die Bundesarbeitsgemeinschaft für Rehabilitation (BAR) hat gemäß ihrem gesetzlichen Auftrag Empfehlungen zur Rehabilitation bei psychischen Störungen verabschiedet. Dort sind Grundsätze zur Integration, zur Konzeption, zu den räumlichen, sächlichen und personellen Anforderungen an die Rehabilitationseinrichtung und zum Verfahren der Leistungsgewährung niederge-

legt. Dabei wurde nunmehr als neuer Grundsatz der Vorrang der
ambulanten vor der stationären Leistungserbringung definiert.
Die Rahmenempfehlungen zur ambulanten Rehabilitation bei
psychischen und psychosomatischen Erkrankungen sind 2004 in
Kraft getreten. Bereits 1986 wurde in der Empfehlungsvereinbarung über Rehabilitationseinrichtungen für psychisch Kranke
und Behinderte (RPK) für psychisch kranke Menschen mit ent-
sprechendem Rehabilitationsbedarf ein entsprechendes Angebot
ermöglicht, dessen besonderes Merkmal die nahtlose Verzahnung
medizinischer und beruflicher Rehabilitation zu einer einheitlichen Maßnahme ist. Diese Empfehlungsvereinbarung wird derzeit
bei der BAR überarbeitet. Auch hier wird der Vorrang der ambulanten Leistungserbringung definiert werden. Eine günstige Er-
folgsprognose der Rehabilitation in RPK-Einrichtungen konnte
belegt werden (Bundesarbeitsgemeinschaft für Rehabilitation
2000). In regionalen Versuchen erwies sich das RPK-Modell als
geeignet zur Implementation flexibler ambulanter und teilstationärer psychiatrisch-psychotherapeutischer Rehabilitationsangebo-
te (Weig und Wiedl 1995). Angebote für die Rehabilitation bei
psychischen Störungen finden sich daneben auch in beruflichen
Rehabilitationseinrichtungen wie den beruflichen Trainingszentren (BTZ) sowie in regional unterschiedlich organisierten Rehabi-
litationsverbünden ausgehend von Praxen niedergelassener Ner-
venärzte und Psychiater oder von psychiatrisch-psychotherapeutischen Kliniken und Abteilungen. Grundsätzen der sozialpsychiatrischen Versorgung entsprechend sollte die Rehabilitation in
jedem Fall in die regionale Versorgungsstruktur integriert und
wohnortnah, nicht aber isoliert in wohnortfernen Einrichtungen
betrieben werden.

Deutlich abzugrenzen von der Rehabilitation in dem hier beschriebenen Sinne sind rehabilitative Anteile, die die psychiatrisch-psychotherapeutische Akutbehandlung von jeher kenn-
zeichnen und für sie unverzichtbar sind. In der Psychiatrieper-
sonalverordnung ist dies insbesondere bezüglich der Kategorien
A3/S3/G3 („rehabilitative Behandlung") ausdrücklich beschrieben. Bei der tagesklinischen Therapie (PsychPV A6/S6/G6) handelt es sich inhaltlich und sozialrechtlich um Behandlung. Dabei

ist das tagesklinische Setting zu Abklärung von Rehabilitations-
bedarfen und zur Vorbereitung auf Rehabilitationsmaßnahmen
sehr geeignet (Eikelmann & Reker 2004).

1.5 Finanzierung

In der stationären und teilstationären Behandlung sowie im Bereich der medizinischen und beruflichen Rehabilitation, schließlich bei der Behandlung in Institutsambulanzen, wird eine Komplexleistung gewährt, die nötige psychosoziale Therapieformen
mit umfasst. Kostenträger ist die Krankenversicherung, im Bereich der Rehabilitation ggf. auch die Rentenversicherung bzw.
die Arbeitsverwaltung.

In der ambulanten Behandlung durch niedergelassene Ärzte
einschließlich der von ihnen verordneten Heil- und Hilfsmittel ist
der Einsatz psychosozialer Therapien bisher nur lückenhaft geregelt: Die neuerdings als Kassenleistung eingeführte ambulante
Soziotherapie entspricht im Wesentlichen dem fachlichen Ansatz
des Case Managements, in gewissem Umfang können psychoedukative Verfahren im Rahmen der ambulanten ärztlichen und psychotherapeutischen Behandlung eingesetzt werden, Ergotherapie
in ergotherapeutischen Praxen ist verordnungsfähig.

Für die ambulante Soziotherapie in Kostenträgerschaft der
Krankenkassen gibt es klare Finanzierungsvorgaben. Die Verordnung ist begrenzt auf maximal 120 Stunden, die innerhalb von 3
Jahren in Anspruch genommen werden müssen. Ein Verlänge-
rungsantrag ist jeweils nach 30 Stunden zu stellen. Voraussetzung
ist eine Kooperation des verordnenden Nervenarztes/Psychiaters
mit einem gemeindepsychiatrischen Verbund. Die zuständige
Krankenkasse ist verpflichtet, innerhalb von 5 Arbeitstagen diese
Verordnung zu bearbeiten. Die Verordnung wird durch den Medizinischen Dienst der Krankenkasse überprüft. Für den verordnenden Nervenarzt/Psychiater stehen Abrechnungsziffern im
EBM (Ziffer 830, Ziffer 831) zur Verfügung. Ärzte anderer Fach-
richtungen sind berechtigt, 3 Stunden Soziotherapie zu verord-

nen, um einen Patienten der nervenärztlich/psychiatrischen Behandlung zuzuführen. Von den Krankheitsbildern ist die Verordnung von ambulanter Soziotherapie auf die Diagnosen Psychosen (ICD-10 F 20–F 25, ausgenommen F 23) sowie affektive und wahnhafte Störungen (ICD-10 F 31.5, F 32.3 und F 33.3) beschränkt.

Der gesamte komplementäre Bereich ist – mit Ausnahme der Vermittlung und Begleitung durch ambulante Soziotherapie im Sinne des Case Managements – nicht im Recht der gesetzlichen Sozialversicherung erfasst. Als Kostenträger kommen hier im Wesentlichen die Träger der örtlichen und überörtlichen Sozialhilfe im Sinne des BSHG in Betracht, wobei die von ihnen gewährten Hilfen zwar umfassend, aber nachrangig sind, so dass zunächst eigenes Einkommen und Vermögen und dasjenige der unterhaltspflichtigen Angehörigen eingesetzt werden muss. Zu beachten ist dabei, dass längerfristig psychisch erkrankte Menschen in aller Regel zum Personenkreis der Schwerbehinderten oder von wesentlicher Behinderung bedrohten Menschen im Sinne des BSHG gehören und ihnen somit erweiterte Hilfen zur Verfügung stehen. In geringerem Umfang kommen für komplementäre Hilfen auch die Pflegekassen, im Bereich der Hilfen zur Eingliederung im Arbeitsleben die Arbeitsverwaltung und die Integrationsämter (früher Hauptfürsorgestellen) auf der Grundlage des Schwerbehindertengesetzes in Betracht.

Die Psychiatrie-Personalverordnung (Kunze & Kaltenbach 2003) bedeutete den Einstieg in eine funktionale Betrachtungsweise von Behandlungsleistungen (und der Allokation von Personalressourcen) gegenüber der herkömmlichen, institutionszentrierten Perspektive (Fragmentierung, „Kästchen-Denken"). Die funktionale Betrachtungsweise definiert zielorientierte Krankenhausbehandlung, die je nach situativem Kontext sowohl im Krankenhaus als auch vom Krankenhaus aus im realen Lebensfeld stattfinden kann. Bei konsequenter Auslegung lässt sich die Psych-PV auch für ein stationär-ambulantes Kompetenzzentrum nutzen (Horn 2000). Für die Zukunft ist eine Übertragung dieses funktionalen Ansatzes auf die gesamte Versorgung zu fordern, aktuell z.B. die Entwicklung des Modells der Rehabilitationsein-

richtungen für psychisch Kranke (RPK) und von gemeindepsychiatrischen Verbünden.

Die Kenntnis der grundlegenden einschlägigen Bestimmungen
des Sozialrechtes (Sozialversicherungs-, Sozialhilferecht, Recht
der sozialen Entschädigung) ist von Fachärzten für Psychiatrie zu
fordern, um die entsprechende Beratung und Weichenstellung für
ihre Patienten und eine sachgerechte Verordnung der Hilfen sowie die Begutachtung im Zweifelsfall zu ermöglichen. Eine gute
Übersicht bieten hierzu die Schriften der Bundesarbeitsgemeinschaft für Rehabilitation (BAR 2003) und die sozialrechtliche Literatur (Mrozynski 1992).

2 Spezielle Verfahren

Die Auswahl der im Folgenden beschriebenen psychosozialen Therapieverfahren orientiert sich an den Kriterien der praktischen Bedeutung, der Beschreibbarkeit des Verfahrens und der vorliegenden Evidenz. Hinsichtlich der Abgrenzung gegenüber Psychotherapie auf der einen und unspezifischen psychosozialen Hilfen auf der anderen Seite muss grundsätzlich eine pragmatische Unschärfe in Kauf genommen werden. Die Überlappung mit dem Konzept der Milieutherapie wurde bereits angesprochen. Probleme bereitet auch die Abgrenzung von strukturierten verhaltenstherapeutischen Programmen (z.B. Training sozialer Fertigkeiten, kognitive Ansätze), die in Deutschland – anders als im angloamerikanischen Raum – eher der Psychotherapie als der Soziotherapie zugerechnet werden. Allgemein bedeutsam ist, dass psychosoziale Therapien im Sinne dieser Leitlinien Bestandteil eines fachärztlich verantworteten Therapieplans sind. Weiterhin ist anzumerken, dass betreute Wohnformen und Hilfen zur Teilhabe am Leben nicht Therapieverfahren im engeren Sinne sind, sondern wichtige und weit verbreitete Organisationsformen psychosozialer Therapien, die aus diesen Gründen mit aufgenommen wurden.

Allgemeines Indikations-Kriterium psychosozialer Therapieverfahren ist das Vorliegen krankheitsbedingter Einschränkungen im praktischen und sozialen Handeln. Zur entsprechenden Feststellung bedürfen Diagnosemanuale wie ICD-10 oder DSM-IV der Ergänzung, wie sie repräsentativ in Form der ICF (International Classification of Functioning) vorliegt. Die Differentialindikation richtet sich weniger nach nosologischen, sondern vorzugsweise nach Kriterien der Einschränkungen und Behinderungen, die selbst primär zum Gegenstand der Behandlung werden.

Der Einsatz spezieller psychosozialer Interventionen in der Behandlungschronologie psychischer Erkrankungen richtet sich nach den Erfordernissen von Störungsbild, Störungstiefe und psychosozialen Handlungseinschränkungen. Wenngleich einige Maßnahmen in allen Phasen und an allen Orten der Behandlung zum Einsatz kommen, erfüllen die meisten ihren Zweck am wirkungsvollsten in postakuten Stabilisierungs- sowie Remissions- bzw. Residualphasen. Für die Suchttherapie gilt: Psychosoziale Therapien flankieren den Entzug und prävalieren in der Entwöhnung. Für den Einsatz bei primär chronischen Störungen, namentlich in der Gerontopsychiatrie, sind von Anfang an Gesichtspunkte des Erhaltens, des Trainings und der Kompensation gefährdeter bzw. schwindender kognitiver, praktischer und sozialer Kompetenzen von Bedeutung, ebenso die frühe Einbeziehung Angehöriger in den diagnostischen und therapeutischen Prozess.

Der Einsatz nach individueller Ermittlung des Hilfebedarfes stellt diesen grundsätzlich in den Zusammenhang von individuellen und sozialen (= Umfeld)-Ressourcen. Aus therapeutischen, rechtlichen, ethischen und ökonomischen Gründen gilt dabei zunächst das Prinzip der Subsidiarität. Psychosoziale Therapien (und ihre Kostenträger) müssen, wie andere Therapieformen auch, gegen Missbrauch geschützt werden. Andererseits besteht für Betroffene ein Therapieanspruch gemäß SGB IX. Für die Hilfebedarfermittlung stehen verschiedene Messinstrumente zur Verfügung (Kallert und Schützwohl 2000, Schuntermann 1995). Eine standardisierte Dokumentation, wie sie z.B. mit BADO und BADO-K angestrebt wird, trägt zu Vergleichbarkeit von Leistungsdaten und besserer Koordination verschiedener Dienste und Maßnahmen bei und dient letztlich der Sicherung eines möglichst optimalen Versorgungsstandards (Kallert und Becker 2001). Weniger standardisiert, aber alltagspraktisch nützlich sind die Hilfeplanungsinstrumente, die für die „personenbezogenen Hilfen" entwickelt wurden (Kauder 1997).

Eine Hilfebedarfsermittlung ist sozialrechtlich vorgeschrieben. Sie wird allerdings durch mehrere Faktoren erschwert: Erstens ist bis jetzt wissenschaftlich noch ungeklärt, welches Bedarfsermittlungsinstrument reliabel und valide ist und mit einem vertretbaren Aufwand in der Praxis routinemäßig eingesetzt werden kann. Zweitens ist es bislang mit keinem der verfügbaren Instrumente gelungen, den individuellen Hilfebedarf mit anderen objektiven Bezugsgrößen, z. B. einer leistungsbezogenen Zeiterfassung, in Zusammenhang zu bringen. Drittens liegen empirische Untersuchungen zur Hilfebedarfsermittlung für ein breites Spektrum psychischer Erkrankungen/Behinderungen noch gar nicht vor. Viertens trifft das Gesetz keine Festlegung, ob, in welchen Abständen und vor welchem professionellen Hintergrund eine Überprüfung der individuell vorgenommenen Hilfebedarfsermittelung durchgeführt werden muss (Kallert und Schützwohl 2000). Dass sie aber nötig ist, zeigen Verlaufsuntersuchungen in gemeindepsychiatrischen Versorgungssettings, die z. B. selbst bei chronisch schizophren Erkrankten in verschiedenen Problembereichen hohe Hilfebedarfs-Fluktuationen nachweisen konnten (Wiersma et al. 1998, Kallert 2000). Und schließlich hat sich gezeigt, dass der Einsatz namentlich differenzierterer und mit Algorithmen belegter Instrumente einen großen Aufwand erfordert, zumal wenn damit auch noch ein kontinuierliches Monitoring geleistet werden soll. Diese Gründe lassen Zweifel aufkommen, ob das Konstrukt des Hilfe- und Versorgungsbedarfes auf einer gesundheitsplanerischen und -politischen Ebene tatsächlich nutzbare Anwendung finden wird.

2.1 Case Management (CM)

2.1.1 Beschreibung des Verfahrens

Der Begriff des CM ist in der internationalen gemeindepsychiatrischen Literatur viel diskutiert worden, es liegen eine Reihe von systematischen Übersichtsarbeiten zur Wirksamkeit des Case Management vor (Mueser et al. 1998, Marshall et al. 2000, Ziguras und Stuart 2000). Den Kontext der Diskussion über CM bilden die Psychiatriereformen der zweiten Hälfte des 20. Jahrhunderts in den Ländern Europas und Nordamerikas, in deren Verlauf die Behandlung psychisch Kranker in großen psychiatrischen Institutionen durch eine Kombination aus stationären, ambulanten und multiprofessionellen gemeindepsychiatrischen Hilfen ersetzt wurde. Diese Kontextentwicklung wurde wesentlich durch die Arbeit mit schizophren erkrankten Patienten geprägt. Die Konzepte haben gleichermaßen Bedeutung in der Versorgung anderer Zielgruppen des Fachgebietes, z.B. chronisch mehrfachgeschädigter Suchtkranker.

Psychiatrische Versorgungsangebote werden heute von unterschiedlichen Berufsgruppen und an unterschiedlichen Orten erbracht. Daraus ergibt sich die Notwendigkeit der Behandlungskoordination zwischen verschiedenen Diensten und Angeboten und der Gewährleistung einer Behandlungskontinuität über verschiedene Behandlungsphasen hinweg. Bei der Vielfalt der stationären, teilstationären, ambulanten und rehabilitativen Versorgungsangebote in verschiedenen Erkrankungsphasen ist eines der Ziele des Case Management, insbesondere Menschen mit schweren psychischen Erkrankungen sinnvoll durch dieses System zu begleiten und ihnen die Nutzung von ihren Bedürfnissen entsprechenden medizinisch-psychiatrischen und psychosozialen Hilfen zu ermöglichen (Johnson et al. 1997).

In der veränderten psychiatrischen Versorgungssituation entwickelte sich seit den 70er Jahren das CM-Konzept als ein Modul des psychiatrischen Betreuungsangebotes.

Die internationale Diskussion über CM kann sich auf eine größere Zahl empirischer Studien stützen und ist kontrovers geführt worden (z.B. Marshall et al. 1995). Im folgenden Text schließen sich an eine Definition und konzeptuelle Klärung von CM eine Zusammenfassung der Evidenz, Angaben zum Stand der Umsetzung von CM-Konzepten in Deutschland sowie Leitlinien für die künftige Entwicklung an.

2.1.2 Definition und Abgrenzung des Case Management

Das Konzept des CM entstand Ende der 70er Jahre in den USA, als deutlich wurde, dass die Verlagerung des Schwerpunktes psychiatrischer Versorgung aus den Krankenhäusern in die Gemeinden für manche Patienten den Zugang zu den Hilfeangeboten erschwerte. Es gibt keine allgemein anerkannte Einteilung verschiedener Formen das Case Management. Mit CM ist allgemein „Einschätzung, Planung, Arrangieren und Verknüpfen von Diensten, Überwachung und Beistand" gemeint (Moxley 1989). Ziele von CM sind:

– optimale Anpassung von Hilfen an individuellen Unterstützungs- und Behandlungsbedarf;
– Gewährleistung und Verbesserung des Zugangs zu und Koordination von Hilfeangeboten;
– Kontinuität der individuellen Betreuung über größere Zeiträume und unter unterschiedlichen (institutionellen) Rahmenbedingungen.

Das Tätigkeits-Spektrum von Case Managern reicht vom Überwachen einer regelmäßigen Medikamenteneinnahme über Unterstützung bei administrativen Tätigkeiten, Krisenintervention, Freizeitgestaltung bis zur individuellen therapeutischen Begleitung. CM geht insofern über den Bereich klinisch medizinischer Behandlung hinaus und bezieht soziale Dienstleistungen ein. CM soll dabei auch eine Überlappung oder gar Verdopplung einzelner Hilfen vermeiden helfen.

In der Literatur ist die konzeptuelle Grenze von CM gegen sogenannte „Intensiv-Modelle" gemeindepsychiatrischer Versorgung nicht scharf bestimmt. So werden einerseits in systematischen Reviews die Angebote von CM und intensiver gemeindepsychiatrischer Behandlung (assertive community treatment, ACT) getrennt behandelt (Marshall & Lockwood et al. 2000, Marshall et al. 2000), andererseits liegen auch aktuelle Übersichtsarbeiten vor, die ACT unter intensiven CM-Modellen subsumieren (Ziguras und Stuart 2000). Es gibt zwei wesentliche Unterschiede zwischen CM und ACT. Während beim ACT Teamarbeit und gemeinsame Verantwortung des Teams gegenüber einer Gruppe von betreuten Patienten betont wird, steht beim Case Management die professionelle Autonomie und individuelle Verantwortlichkeit des Case Managers für seine betreuten Klienten im Vordergrund

(Anthony et al. 1988). Während Assertive Community-Teams meist nach einem definierten Versorgungskonzept arbeiten, wird die Praxis des Case Management in der Regel durch unterschiedliche oder weniger ausgearbeitete Theorien geleitet (Elison et al. 1995). Case Management nach dieser definitorischen Abgrenzung wird häufiger praktiziert als ACT.

2.1.3 Welche Konzepte von CM werden eingesetzt?

Thornicroft (1991) hat zwölf Achsen beschrieben, auf denen der Inhalt von CM funktional beschrieben werden kann (Tabelle 1). Der Autor macht die konzeptuelle Breite des Begriffs, die Vielfalt der Achsen und die Schwierigkeit einer Operationalisierung des CM-Begriffes für das lebhafte Interesse einerseits (umfassender Ansatz, von offensichtlicher Relevanz, Fehlen erkennbarer Nachteile), aber auch für skeptische Einschätzungen andererseits (zu unbestimmt, ohne Störungsspezifik, administrativ überfrachtet) verantwortlich.

Obwohl verschiedene CM-Programme breite Überlappungen zeigen, kann der Schwerpunkt des Programms unterschiedlich gesetzt werden. Mueser (1988) grenzt sechs verschiedene Modelle des Case Management ein, wobei auch Assertive Community Treatment als Form des Case Management bezeichnet wird:

Tabelle 1. 12 Achsen zur CM-Praxis (Thornicroft 1991)

Achse 1:	individuelles und Team-CM
Achse 2:	direkte Betreuung und Makler-Modell („Brokerage"-Modell)
Achse 3:	Intensität der Intervention (Frequenz der Kontakte)
Achse 4:	Grad der Budget-Kontrolle
Achse 5:	Gesundheits- und Sozialdienste
Achse 6:	Profession Case Manager
Achse 7:	Spezialisierung Case Manager
Achse 8:	CM-Patienten Relation (case-load)
Achse 9:	Grad der Patienten-Partizipation
Achse 10:	Kontaktart (zu Hause, Institution)
Achse 11:	Interventionsebene (individuell, soziales Netz, …)
Achse 12:	Zielgruppe

- Vermittelndes Case Management („brokerage case management")
- Klinisches Case Management
- Ressourcen-bezogenes Case Management („strength case management")
- Rehabilitatives Case Management
- Aufsuchende gemeindepsychiatrische Behandlung („Assertive Community Treatment")
- Intensive Case Management.

Während am einen Ende des Spektrums die rein koordinierende, administrative Tätigkeit (Brokerage-Modell des CM) steht, kann CM auch individuelle therapeutische Leistungen des Case Manager umfassen (klinisches CM). Des Weiteren steht häufig die Überwachung des therapeutischen Geschehens und die klinische Verlaufskontrolle (sog. Monitoring) einschließlich Krisenintervention im Mittelpunkt. Evaluationsstudien stützen eher den „therapeutischen" CM-Ansatz (klinisches CM). Bei dem Brokerage-Modell von CM stellt sich die Frage, wie die Kooperation zwischen dem Case Manager und dem zuständigen Kliniker zu gestalten ist (Holloway et al. 1991).

Das Assertive Community Treatment ist die am besten evaluierte Form gemeindepsychiatrischen Case Managements. Die Kernbestandteile des ACT umfassen (McGrew et al. 1994):
1. eine niedrige Betreuungsquote pro Team und Teammitglied
2. das Angebot von Diensten direkt in der Gemeinde
3. gemeinsame im Gegensatz zu individueller Betreuungsverantwortung
4. die generelle Erreichbarkeit und Zuständigkeit Tag und Nacht
5. das Angebot des gesamten Spektrums psychiatrischer Versorgung durch das Team, und
6. die zeitlich unbegrenzte, oft jahrelange Betreuung der Klienten.

CM wird sowohl im Rahmen eigenständiger Programme als auch innerhalb bestehender Institutionen umgesetzt. In den USA entstehen auch private Dienstleistungsunternehmen, die CM anbieten (Wendt 1995). Während vor allem in Großbritannien häufig psychiatrische Fachpflegekräfte als Case Manager tätig werden, werden auch andere Berufsgruppen (Sozialarbeiter, Psychologen, Ärzte) und in einigen Projekten angelernte Laien eingesetzt. Gegen den Einsatz hochqualifizierter Fachkräfte spricht, dass CM in der Regel auch Aufgaben umfasst, die problemlos von weniger qualifizierten Personen ausgeführt werden können. Andererseits erfordert CM aber auch die Kompetenz, die Interessen des Klienten gegenüber Professionellen zu vertreten bzw. die klinische Kompetenz, beispielsweise Frühwarnzeichen rechtzeitig zu erkennen und entsprechende Maßnahmen einzuleiten. Die angesprochenen Probleme können teilweise umgangen werden, wenn CM im multiprofessionellen Team durchgeführt wird. Dabei besteht zudem gegebenenfalls die Möglichkeit des relativ unproblematischen Wechsels der Bezugsperson.

2.1.4 Wirkfaktoren und Ziele

Wirkfaktoren verschiedener Formen des CM sind nur unzureichend untersucht. Studien aus den USA sprechen dafür, dass die Verbesserung der Koordination in psychiatrischen Hilfesystemen gelingen kann, eine Verbesserung von patientenbezogenen Behandlungsergebnissen jedoch nur teilweise erreicht wird (Goldman et al. 1992). Während zusammenfassende Auswertungen zeigen, dass Case Management und insbesondere Assertive Community Treatment die soziale Anpassung und die Zufriedenheit mit den Diensten verbessern, die Betreuungslast der Angehörigen reduzieren und stationäre Aufenthalte vermindern oder verkürzen können, gibt es wenige Hinweise, dass die Psychopathologie und die Lebensqualität der Klienten alleine durch das Versorgungsangebot verbessert wird (Ziguras und Stuart 2000).

Unterschiedliche Formen des Case Management können jedoch mit unterschiedlichen Wirkfaktoren verbunden sein. Beispielsweise schließt das ACT als ausdrückliches Ziel oft die Vermeidung stationärer Aufenthalte ein, wobei das Team stationäre Einweisungs- und Aufnahmekompetenzen besitzen kann. Diese

Entscheidungs- und Steuerungsmacht kann, unabhängig von der Beeinflussung klinischer Parameter, zu einer verringerten Einweisungsquote führen. Zu den wesentlichen therapeutischen Wirkfaktoren des Case Management gehört in jedem Fall die Qualität und Kontinuität der therapeutischen Beziehung zum Klienten. Je mehr Vertrauen bei den Klienten vorhanden ist, dass der Case Manager oder das Team bedürfnisorientierte Hilfen anbieten und durch die psychiatrischen und sozialen Angebote führen, desto eher kann das Ziel erreicht werden (Chinman et al. 1999). Bei psychisch erkrankten Menschen ohne festen Wohnsitz zeigte sich, dass eine stärkere langfristige therapeutische Allianz mit weniger Wohnungslosigkeit und einer größeren Behandlungszufriedenheit verbunden war (Chinman et al. 2000). Wichtig erscheint außerdem für die Wirksamkeit, inwiefern der Case Manager oder das Team sich an des Versorgungskonzept und die Standards halten. Diese Manualtreue (model fidelity) scheint entscheidend mit dem Erfolg verbunden zu sein (McGRew et al. 1994). Eine neuere, randomisierte kontrollierte Studie spricht dagegen, dass die Zahl der betreuten Patienten (caseload) entscheidend für die Wirkung auf den Ebenen von Patienten-Outcome und Behandlungskosten ist. Vielmehr spielen die therapeutische Allianz, die Beziehungskontinuität und die Stärkung sozialer Unterstützung als Wirkfaktoren eine größere Rolle (Burns et al. 1999).

2.1.5 Indikationen:
An welche Patientengruppe wendet sich CM?

Im Sinne eines effektiven Ressourceneinsatzes besteht Übereinstimmung, dass CM sich an eine klar zu definierende Gruppe schwer und chronisch psychisch Kranker, zu der auch mehrfach beeinträchtigte Suchtkranke gehören, richten sollte. Dadurch soll vermieden werden, dass zunehmend „leichter Kranke" aufgrund ihrer höheren Kooperationsfähigkeit in das Programm aufgenommen werden. Eine spezielle Zielgruppe stellen Klienten dar, die in der Vergangenheit ein hochfrequentes Nutzungsmuster psychiatrischer Hilfeangebote gezeigt haben. Die größte, einzelne Indikationsgruppe sind schizophrene Psychosen, zahlreiche Studien beziehen sich jedoch auf die zwar operational bestimmte, jedoch diagnostisch unscharfe Gruppe von Personen mit „severe (and enduring) mental illness", zu der beispielsweise auch Patienten mit schweren Persönlichkeitsstörungen gezählt werden (Slade et al. 1997).

2.1.6 Evidenz zu CM

Es liegen eine Reihe von Übersichtsartikeln und systematischen Reviews zum Case Management vor (z. B. Mueser et al. 1998; Marshall et al. 2000; Marshall & Lockwood 2000; Ziguras & Stuart 2000). Als schwierig erweist sich die Vergleichbarkeit vorliegender Studien aufgrund unterschiedlicher verwendeter CM-Konzepte. Am besten evaluiert ist das intensive gemeindepsychiatrische Versorgungsmodell von „Assertive Community Treatment" (ACT). ACT wird häufig für Klientengruppen eingesetzt, die in der Vergangenheit die vorhandenen stationären und außerstationären Angebote besonders hochfrequent genutzt haben. Die meisten methodisch hochwertigen Studien zum CM und ACT wurden in den USA, England und Australien durchgeführt. Die Studienergebnisse müssen vor dem Hintergrund der unterschiedlichen Gesundheitssysteme betrachtet werden.

Es liegen Cochrane-Analysen randomisierter, kontrollierter Studien zu CM sowie zu ACT vor. Im Cochrane-Review zum Case Management unter Einschluss von 11 kontrollierten Studien wurde die Wirksamkeit des Case Management im Vergleich zur Standardversorgung oder im Vergleich zur normalen gemeindepsychiatrischen Behandlung, ohne ausdrückliche Differenzierung zwischen Case Management und Assertive Community Treatment untersucht (Marshall et al. 2000). Es zeigte sich, dass Case Management mit erhöhtem Kontakt zum psychiatrischen Versorgungssystem verbunden war und die Zahl der stationären Einweisungen erhöhte. In einigen Studien verblieben die Patienten auch länger in der Klinik. In der meta-analytischen Auswertung war kein Unterschied im psychischen Befinden, im sozialen Funk-

tionsniveau oder in der Lebensqualität zwischen Case Management und Standard-Behandlung zu erkennen, so dass die Autoren folgern, CM sei ein Angebot von zumindest zweifelhaftem
Wert. Eine Studie wies allerdings eine signifikant bessere Compliance in der Case Management-Gruppe nach. Die vorliegenden
Kosten-Studien ergaben keine Vorteile für CM im Vergleich zur
Standardbehandlung.

Die Ergebnisse eines neueren systematischen Reviews zum Case Management sind jedoch teilweise im Widerspruch zum Cochrane-Review (Ziguras & Stuart 2000). In dieser Meta-Analyse von
44 kontrollierten Studien erwies sich Case Management im Vergleich zur Standardbehandlung als wirksamer in der Verbesserung der sozialen Anpassung, der Psychopathologie und der
Zufriedenheit der Patienten und Angehörigen. Auch die Versor-
gungslast der Angehörigen wurde im Durchschnitt verringert.
Die Auswirkungen des CM auf die gesamte psychiatrische Versorgung der chronischen Patienten werden jedoch als gering bis mä-
ßig angesehen. Case Management erhöhte nach den Ergebnissen
des Reviews nicht den Anteil der stationär aufgenommenen Patienten, sondern die Zahl der stationären Aufnahmen. Die gesamte Verweildauer im Krankenhaus war allerdings verringert, da
sich die stationären Aufnahmen verkürzten. Die unterschiedlichen Ergebnisse können teilweise dadurch erklärt werden, dass
in dem neueren Review nicht zwischen Assertive Community
Treatment und Case Management unterschieden, sondern vielmehr ACT als besonderes intensive Form des CM betrachtet wurde. In einer Subgruppen-Auswertung ergab sich daher auch, dass
Assertive Community Treatment wirksamer als Case Management
den Anteil der stationären Aufnahmen und die gesamte Verweildauer reduzierte.

Der Cochrane-Review zu ACT, der 26 kontrollierte Studien
einschloss (Marshall & Lockwood 1998), zeigte entsprechend,
dass bei ACT-Versorgung die Wahrscheinlichkeit stationärer Aufnahmen verringert ist. Die Verweildauer im Krankenhaus wurde
durchschnittlich um 50% reduziert. Die Vorteile im Ausmaß un-
abhängiger Lebensführung der Patienten und in der Reduktion
der Arbeitslosigkeit waren signifikant. Die Autoren und auch an-

dere Reviewer gehen von einem eindeutigen Nachweis der Wirksamkeit des ACT aus. In Subgruppenauswertungen stellten sich insbesondere die regelmäßigen Hausbesuche und die gemeinsame Verantwortung für die medizinisch-psychiatrische und die soziale Versorgung als wirksame Bestandteile heraus (Wright et al. 2003).

Mueser et al. (1998) berichten in einer Übersichtsarbeit über 75 Studien zu CM, Intensiv-CM (ICM) und ACT. Sie fanden Reduktionen der stationären Behandlungsdauer und Verbesserungen der Wohnstabilität sowie moderate Verbesserungen bei Symptomatik und Lebensqualität. Hingegen fanden sich wenige Effekte von ACT und ICM auf soziales Funktionsniveau, Verhaftungen, Haftzeiten und berufliches Funktionsniveau. Bei Reduktion oder Abbruch der ACT- und ICM-Leistungen wurde Verschlechterung gefunden, wo vorher Verbesserung erreicht worden war.

In neueren Studien zeigten sich weniger deutliche Vorteile des ACT im Vergleich zur Standardbehandlung (Dekker et al. 2002; Harrison-Read et al. 2002). Bei den im Assertive Community Treatment betreuten Patienten waren stationäre Aufnahmen allerdings nur für kurze Kriseninterventionen mit kürzerer Verweildauer notwendig. Die geringeren Unterschiede zur Standardversorgung in den neueren Studien können dadurch erklärt werden, dass insbesondere in England wesentliche Bestandteile der teambasierten aufsuchenden gemeindepsychiatrischen Versorgung mittlerweile in die Routine-Behandlung übergegangen sind.

In einer randomisierten, kontrollierten Studie bei 708 Patienten mit psychotischen Erkrankungen wurden Standard-CM (30–35 Patienten pro Case Manager) und Intensiv-CM (10–15 Patienten pro Case Manager) verglichen. Klinische Symptome, soziales Funktionsniveau und stationäre Inanspruchnahme wurden bei Studienbeginn sowie nach 1 und 2 Jahren erhoben. Es fanden sich keine Unterschiede von Intensiv- und Standard-CM bei Symptomatik, Funktionsniveau, Krankenhaustagen und Behandlungskosten während des Follow up-Zeitraumes. Die These, dass eine isolierte Verbesserung des Betreuungsschlüssels (Case-Load) das Behandlungsergebnis verbessert, wurde zurückgewiesen. (Burns et al. 1999, Byford et al. 2001).

Die gegenwärtige internationale Diskussion dreht sich um Wirkfaktoren von CM und ACT, die Eingrenzung der Zielpopulation, die Arbeits- und Kostenintensität der Programme und Schnittstellen zu weniger intensiver Versorgung.

2.1.7 Stand der Umsetzung des CM-Konzeptes in Deutschland und sozialrechtliche Aspekte

- In Deutschland sind für die praktische Gestaltung psychiatrischer Versorgung die referierten Befunde aus anderen Ländern aufgrund der Verankerung in den jeweiligen Gesundheits- und psychiatrischen Versorgungssystemen sowie der substantiellen Unterschiede zwischen den Versorgungssystemen nur sehr begrenzt übertragbar.
- CM wird in Deutschland seitens der Krankenkassen eher als Fallsteuerung oder administrative Begleitung des einzelnen erkrankten Versicherten durch Ärzte des Medizinischen Dienstes der Krankenkassen (MDK) oder Versicherungsangestellte und bei den Krankenkassen beschäftigte Sozialarbeiter verstanden. Diese Form der verlaufsbegleitenden Beratung ist z.B. hinsichtlich der Pflege im neuen SGB IX § 7 verankert (s. auch Maylath & Stark 1999).
- Schleuning und Welschehold (2000) legten Erfahrungen mit CM aus einer integrierten gemeindepsychiatrischen Einrichtung in München vor.
- Das Bundesministerium für Gesundheit (1999) legte eine Evaluation der ambulanten Soziotherapie nach § 37a SGB-V in drei unterschiedlichen Settings vor.
- Psychiatrische Patientenbetreuung wird aktuell in allen Teilen des Versorgungssystems als koordinierte, manchmal punktuell und gelegentlich dauerhaft multidisziplinäre Aktivität angesehen.
- Die Koordinierung psychiatrischer Hilfen durch verschiedene Berufsgruppen (Ärzte, Krankenschwestern, Psychologen, Sozialarbeiter) ist gängige Praxis.

- Insbesondere Sozialpsychiatrische Dienste, Institutsambulanzen, niedergelassene Allgemein- und Fachärzte und Einrichtungen des Betreuten Wohnens organisieren die Betreuung für
  schwer und chronisch psychisch Kranke und organisieren die
  Hilfen auch multidisziplinär.
- Die Absprachen zur Hilfekoordination sind wenig formalisiert
  und vereinheitlicht, eine Überprüfung der Einhaltung von
  Qualitätsstandards ist daher schwierig.
- Die bislang aufgeführten Punkte treffen nicht vollständig die
  oben geschilderte Konzeption des CM.
- Auch bei den Kostenträgern gibt es ein Interesse an CM-Konzepten; die Krankenkassen möchten Case Manager einsetzen,
  die ihre Versicherten zumindest im Leistungsbereich der ge-
  setzlichen Krankenversicherung auch nach der Entlassung aus
  stationärer Behandlung weiterbetreuen können (Maylath &
  Stark 1999).
- Im Sozialgesetzbuch (SGB IX, verabschiedet 2001) sind als
  Maßnahmen zur Rehabilitation und Teilhabe (§ 4) behinderter
  Menschen CM-Leistungen im Rahmen medizinischer Rehabilitation (§ 26 (3)) und im Rahmen beruflicher Rehabilitation
  (§ 33 (6)) definierbar.

2.1.8 Finanzierung

Im ambulanten Bereich bietet die Soziotherapie gemäß § 37 a
SGB V einen Ansatz, CM-Elemente umzusetzen. Bei Patienten mit
Erkrankungen des schizophrenen Formenkreises (ICD-10 F 20,
21, 22, 24 und 25) sowie mit schweren affektiven Störungen mit
psychotischen Symptomen können (innerhalb eines Zeitraumes
von höchstens drei Jahren) durch psychiatrisches Fachpflegeper-
sonal oder Diplom-Sozialarbeiter/-Sozialpädagogen bis zu 120
Stunden Soziotherapie erbracht werden, wenn Antriebs- und/
oder kognitive Störungen, soziale Kompetenzdefizite oder Com-
pliance-Probleme vorliegen. Komponenten sind: Arbeit im sozialen Umfeld, Motivationstraining, Training zur handlungsrelevan-
ten Willensbildung, Anleitung zur Verbesserung der Krankheits-

wahrnehmung und Hilfe in Krisensituationen, ggf. auch auf-
suchend. Hauptziele sind das Hinführen und die Motivation zur
selbstständigen Inanspruchnahme ärztlicher und ärztlich verord-
neter Leistungen. Die Verordnung erfolgt durch Fachärzte für
Psychiatrie oder Nervenheilkunde. Gemeinsame Empfehlungen
der Spitzenverbände der Krankenkassen gemäß § 132b Abs. 2
SGB V zu den Anforderungen an die Leistungserbringer für Soziotherapie liegen vor, derzeit wird das Angebot mit regionalen
Unterschieden implementiert. Seit der gesetzlichen Einführung
gibt es in der Umsetzung allerdings erhebliche Schwierigkeiten.
Ursache hierfür ist eine unerwartete Umschichtung der finanziel-
len Belastungen, die aus der Zusammenarbeit ärztlicher und
nicht-ärztlicher Fachkräfte resultiert. Zudem ist die Soziotherapie
nach § 37a SGB V ein begrenztes ambulantes Behandlungsverfahren im medizinisch-psychiatrischen Sinne (Frieboes 2003). Damit
die Soziotherapie ihre volle Wirkung entfalten kann, erscheint es
insbesondere für schwer Erkrankte wichtig, nicht einen einzelnen
Case Manager als Schlüssel-Person anzustreben, den der behan-
delnde Arzt verordnet, sondern eine ambulante teambasierte Betreuung zu erreichen, bei der der psychiatrische Facharzt einen
Bestandteil darstellt.

Der neu geschaffene § 140a SGB V schafft mit dem Konzept
der integrierten Versorgung einen Ansatz, Leistungen sektorüber-
greifend zu erbringen. Beispielsweise durch eine Integration von
Klinik und ambulanter Versorgung sollen Drehtür-Effekte in der
Psychiatrie reduziert werden.

2.1.9 Leitlinien für die künftige Entwicklung

– CM als Konzept sollte regelhafter Teil der Behandlung für eine
  Subgruppe schwer und chronisch psychisch kranker Menschen
  sein. Insbesondere sind hier Menschen gemeint, die infolge ihrer
  psychischen Störung zu einer eigenständigen Strukturierung
  und Koordination notwendiger Hilfen nicht in der Lage sind.
– Die Klärung, wer als verantwortliche Bezugsperson für die
  zukünftige Koordinierung der Hilfen zuständig ist, sollte unter

Einbeziehung des betroffenen Klienten erfolgen. CM erfordert weiter die regelmäßige Erhebung verschiedener Aspekte gesundheitlichen und sozialen Befindens sowie des Hilfebedarfs und einen multimodalen Therapieplan sowie die Benennung des jeweils zuständigen professionellen Helfers.

– Anzustreben ist ein einrichtungs- und kostenträgerübergreifendes CM, das die aus der Fragmentierung des Hilfesystems in Deutschland (nach Kostenträgern, Maßnahmearten, Einrichtungsarten, usw.) resultierenden Probleme in der individuellen Hilfeplanung überbrückt. Ermöglicht werden soll so eine langfristige kontinuierliche therapeutische Begleitung, auch wenn sich die Leistungszuständigkeit der Kostenträger im Längs- oder Querschnitt verändert.

2.1.10 Evaluation

In Abwesenheit eines einheitlichen Qualitätsstandards kommt in diesem Zusammenhang der Einsatz folgender Erhebungsinstrumente bzw. Strukturierungshilfen in Frage:

– Erfassung psychopathologischer Befunde (Rating-Skalen)
– Global Assessment of Functioning (GAF), Clinical Global Impression (CGI)
– Instrumente zur Erfassung des individuellen Hilfebedarfs (Berliner Bedürfnis Inventar; Camberwell Assessment of Need/ CAN; Integrierter Behandlungs- und Rehabilitationsplan/IBRP; Kallert & Schützwohl 2000)
– Semistrukturierte Dokumentationsblätter zum therapeutischen Programm (Symptomatik – Probleme – Ziele – Hilfebedarf – therapeutische Teilschritte mit Benennung des Verantwortlichen – nächster Überprüfungszeitpunkt)
– Aufgabe der Fortentwicklung der psychiatrischen Versorgung ist die Weiterentwicklung des CM-Konzeptes im Rahmen des deutschen Versorgungssystems. Ansätze bilden die Möglichkeiten, welche die § 93 BSHG (Kunze 2000) und § 37 a SGB V (ambulante Soziotherapie) bieten. So könnten beispielsweise Sozialpsychiatrische Schwerpunktpraxen in Verbindung mit

bestehenden Sozialpsychiatrischen Verbünden dieser Weiterentwicklung förderlich sein (Holler 2000). Dabei sollte CM
nicht vorrangig als zusätzlicher Dienst, sondern als Vervoll-
ständigung bestehender Behandlungs- und Hilfeangebote entwickelt werden.

2.1.11 Ausbildung und Dokumentation

CM gilt in der Psychiatrie auch als Aufgabe von Ärzten (Leitlinie
Schizophrenie). Ärzte sind für CM-Aufgaben nicht oder schlecht
ausgebildet. Das Instrument Integrierter Behandlungs- und Reha-
bilitationsplan (IBRP; Kauder und APK 1997) dient der Behandlungsplanung und integriert Prinzipien von CM. Das Instrument
Basisdokumentation für komplementäre psychiatrische Einrichtungen (BADO-K) ist ein Ansatz zur Dokumentation von Leistungen in komplementären psychiatrischen Diensten, der die Erfassung von Hilfebedarf, Leistungen und Outcome (HoNOS) erlaubt
(Kallert & Schützwohl 2000).

2.2 Ergotherapie und soziale Trainingsprogramme

2.2.1 Beschreibung des Verfahrens

Ergotherapie (occupational therapy) meint die zielgerichtete Beeinflussung von Symptomen einer Erkrankung bzw. von Schädigungen, Fähigkeitsstörungen und Beeinträchtigungen im Rahmen
einer Behinderung durch eine spezifische Aktivität, zu der der
Patient oder Rehabilitand auf Grund vorausgegangener hand-
lungsbezogener Diagnostik veranlasst und angeleitet wird. In der
Psychiatrie spielt Ergotherapie traditionell eine große Rolle. Sie
kann als eine der ältesten Behandlungsformen psychischer
Krankheit gelten und nimmt vor allem im stationären Setting
und in der Rehabilitation zeitlich großen Raum ein. Die in
Deutschland noch übliche Unterteilung der Ergotherapie in Be-

schäftigungstherapie (mit therapeutischen Handlungen meist aus dem künstlerisch-kreativen Bereich) und Arbeitstherapie (mit starkem Bezug zu Tätigkeiten aus der realen Berufswelt) ist zwar nicht ohne praktische Bedeutung, entspricht aber nicht dem aktuellen internationalen Diskussionsstand und sollte daher relativiert werden. Der arbeitstherapeutische Schwerpunkt der Ergotherapie zeigt fließende Übergänge zur beruflichen Rehabilitation und zu Hilfen zur beruflichen Integration. Nicht mehr als Arbeitstherapie bezeichnet werden sollte die nur tagesstrukturierende Beschäftigung ohne definiertes therapeutisches Ziel oder gar der Einsatz hospitalisierter psychisch Kranker in Institutionen für diesen Nutzen oder Gewinn bringende Arbeiten. Auf diesen für die traditionelle psychiatrische Anstalt typischen Arbeitseinsatz gehen kritische Bewertungen der Vergangenheit zurück, betreffend die verstärkte Abhängigkeit vom Krankenhaus, ökonomische Ausbeutung der Patienten, verlängerte Hospitalisierungszeiten und mangelnde rehabilitative Effekte (Veltin et al. 1970, Kitzig 1977).

Ergotherapie setzt zweckvolle Aktivitäten ein, um Krankheitssymptome zu überwinden, Funktionsstörungen vorzubeugen und die Selbstständigkeit zu verbessern. Neben der Motivation zu Aktivitäten, der Schaffung der Voraussetzungen, der Anleitung und Begleitung bei der Aktivität können Aufgaben oder Umweltbedingungen zur Steigerung der Durchführungsqualität der Betätigung (Performanz) auch entsprechend angepasst werden. Im Mittelpunkt steht die Förderung der Handlungskompetenzen und Handlungsfähigkeiten. Dieses Vorgehen setzt eine angemessene Befunderhebung (handlungsorientierte Diagnostik) voraus. Ergotherapeutische Diagnostik hat strukturell Ähnlichkeit mit der Systematik von ICF (s. Abschnitt 2.2.3) beziehungsweise der Vorgängerversion ICDH (Matthesius 1995).

Für die Ergotherapie wurden verschiedene theoretische Modelle entwickelt, von denen folgende drei derzeit in der internationalen Diskussion bedeutsam sind (vgl. Kielhofner 1997):

1. Kielhofner (1995): Das Modell der menschlichen Betätigung – Model of Human Occupation (MOHO). Dieses Modell geht von der Beziehung des Individuums zur Umwelt über Betäti-

gungsformen und soziale Gruppen aus, innerhalb des Individuums werden Volition (Wille, Motivation), Habituation (grundlegende kognitive Strukturen) und Performanz (Fertigkeiten) unterschieden. Auf der Grundlage des MOHO wurden unterschiedliche Messverfahren, Checklisten und Assessments entwickelt.

2. Mosey (1996): Das Modell der Profession und das Konzept der anpassenden Fertigkeiten. Dieses Modell geht von der Handlung als Versuch der Herstellung und Aufrechterhaltung des Gleichgewichtes zwischen Person und Umwelt aus und sieht die wesentliche Kompetenz hierfür in den anpassenden Fertigkeiten (adaptive skills), die in einem an die Entwicklungspsychologie von Piaget angelehnten Entwicklungsprozess erlernt werden. Auf diesen Anpassungsfertigkeiten beruhen dann aufgabengerichtete Basisfertigkeiten, die für die praktische Handlungsfähigkeit bedeutsam sind (z. B. Arbeitstempo, zielgerichteter Einsatz von Geräten und Materialien, Verstehen mündlicher und schriftlicher Instruktionen) sowie Gruppeninteraktionsfähigkeiten. Wenn die benötigten Teilfertigkeiten nicht erlernt werden (oder durch Krankheit verloren gehen), ist die Handlungskompetenz eingeschränkt. Die Wiederherstellung erfolgt nach dem Modell von Mosey in einem Lernprozess durch die Interaktion mit Gegenständen in der räumlichen und sozialen Umwelt in Abhängigkeit von Lern- und Lehrerwartungen in Anlehnung an die Modelle der Lerntheorie.

3. Das kanadische Modell der occupational performance (COPM) beschreibt den Zusammenhang zwischen Personen, den Handlungen, die sie täglich ausführen, und der Umwelt, in der sie leben, arbeiten und spielen. Occupational performance (Betätigungs-Performanz) wird dabei definiert als die Fähigkeit, sinnvolle kulturell bedingte und altersentsprechende Betätigungen auszuwählen, zu organisieren und zufriedenstellend auszuführen, um sich selbst zu versorgen, Freude am Leben zu haben und zum sozialen und ökonomischen Gefüge einer Gemeinschaft beizutragen (CAOT 1997). Ausgangspunkt einer an diesem Modell orientierten Ergotherapie ist die Benennung und Bewertung von Problemen bezüglich der occupational perfor-

mance zusammen mit dem Klienten einschließlich der Vereinbarung von Prioritäten im Falle der Erkennung mehrerer Probleme. Die Auswahl von Behandlungsansätzen, Erkennung und Förderung persönlicher Ressourcen, Umsetzung des Trainings und Evaluation der Ergebnisse erfolgt dann in einem kybernetischen Prozess (Jerosch-Herold et al. 1999).

Für den Einsatz in der Ergotherapie kommen unterschiedliche Handlungselemente aus dem Bereich Alltagsbewältigung, soziale Fertigkeiten, berufsbezogene Tätigkeiten (Arbeit) und „angenehme Beschäftigung" (Spiel) in Frage, die üblicherweise wie folgt systematisiert werden:
- Die *kompetenzzentrierte Methode*, bei der ausgewählte handwerkliche Techniken oder Übungen aus dem lebenspraktischen bzw. dem Freizeitbereich eingesetzt werden, um verloren gegangene oder nicht vorhandene Fähigkeiten zu erwerben und Fertigkeiten zu trainieren.
- Die *interaktionelle Methode*, bei der die Eingliederung in eine Gruppe und die Auseinandersetzungen mit dieser, also der gruppendynamische Prozess, im Mittelpunkt stehen.
- Die *ausdruckszentrierte Methode*, bei der ein Therapiemittel (Material, Musik o. ä.) in kreativ-gestalterischer Weise verwendet wird und als Katalysator zur Selbstdarstellung und als Kommunikationsmittel dient (Scheiber 1995).

Motorisch funktionelle sowie neurophysiologische und neuropsychologische Behandlungsverfahren (Scheepers et al. 1999) spielen in der Psychiatrie (bisher) keine bedeutsame Rolle. Alle beschriebenen Methoden können mit dem Schwerpunkt der gezielten Symptombehandlung (funktionelle Ergotherapie), der Persönlichkeitsentwicklung (persönlichkeitsbezogene Ergotherapie) oder der Arbeitsrehabilitation bzw. deren Vorbereitung (berufsbezogene Ergotherapie) angewendet werden. Ergotherapie kann einzeln oder in kleinen Gruppen durchgeführt werden.

2.2.2 Wirkfaktoren

Das Konzept der Ergotherapie ist in seinen Grundzügen sehr alt. Hinweise auf die Behandlung durch Beschäftigung und Arbeit finden sich bereits in der Antike bei Asklepios und Galen; in der neueren deutschsprachigen Psychiatriegeschichte wird die Bedeutung einer an Aktivität orientierten Therapie erstmals in den „Rhapsodien" von Reil 1803 hervorgehoben. Griesinger nimmt diesen Hinweis in sein Lehrbuch auf. Hermann Simon führte unter der Bezeichnung „Aktivere Therapie" ein Konzept in den Alltag der psychiatrischen Anstalt ein und propagierte es 1924 bei der Tagung des Deutschen Vereins für Psychiatrie in Innsbruck öffentlich, das als Vorläufer psychiatrischer Ergotherapie gelten kann. Eine Konzeptualisierung von occupational therapy als eigenständigem Behandlungsverfahren begann in den USA Anfang des 20. Jahrhunderts (erste Schule Chicago 1908) und wurde in der Folgezeit in verschiedenen europäischen Ländern (Großbritannien, Skandinavien) übernommen. In Deutschland wurde das ergotherapeutische Konzept nach dem 2. Weltkrieg allgemein eingeführt (Scheepers et al. 1999).

Wesentlicher Wirkfaktor der Ergotherapie ist die „Behandlung durch Handlung". Ausgehend von der psychologischen Handlungstheorie (Volpert 1974, Hacker 1973) wird postuliert, dass durch die Ausführung bestimmter gezielter Handlungen seitens des Patienten positive Prozesse in Gang gesetzt werden: Erhöhung der Kompetenz, Wiederherstellung oder Neuerwerb von Fähigkeiten und Fertigkeiten durch Training, Erhöhung der Selbstwirksamkeit und Kontrollüberzeugung, Erfolgserlebnisse mit positiver Wirkung auf die Motivation.

2.2.3 Ziele von Ergotherapie

Ziele von Ergotherapie können demzufolge sein:
- Die Behandlung psychopathologischer Symptome, die den Verlust von Handlungskompetenzen beinhalten oder nach sich ziehen

- die Überwindung der Beeinträchtigung von Funktionen und Aktivitäten im Sinne von ICF (Internationale Klassifikation der Funktionsfähigkeiten, Behinderung und Gesundheit)
- die Erhöhung der Kompetenz für die Bewältigung von Alltagsaufgaben und sinnvoller Freizeitgestaltung (letzterer Aspekt wird in der Handlungstheorie auch als Spiel bezeichnet)
- die Erhaltung oder Wiederherstellung von Fähigkeiten und Fertigkeiten, die für eine Berufstätigkeit relevant sind
- Ablenkung von pathologischem Erleben
- Erleben einer „Gegenwelt" zum „medizinischen Feld" während einer stationären Behandlung mit der Erfahrung „ich bin nicht nur krank".

2.2.4 Indikationen und Kontraindikationen

Ergotherapie ist im Rahmen eines Gesamtbehandlungsplanes immer dann indiziert, wenn die Krankheit zu erkennbaren und relevanten Auswirkungen auf die Handlungskompetenz führt, sei dieses unmittelbar durch Krankheitssymptome, durch Fähigkeitsstörungen oder durch Motivationsverlust bedingt. Die Indikation zur Ergotherapie ist somit nicht primär vom Störungsbild oder der nosologischen Zuordnung abhängig und kann sich nahezu bei allen für die Psychiatrie beschriebenen Störungsbildern im Sinne von ICD-10 und DSM-IV entwickeln. Dennoch wurden störungsspezifische Ansätze der Ergotherapie im Hinblick auf die Auswahl von Methoden, die Präzisierung von Zielen und die Settingbedingungen beschrieben und zwar besonders für Schizophrenie, depressive Syndrome im Rahmen affektiver Störungen, organisch begründete Störungen (mit Option des Einsatzes motorisch funktioneller und neuropsychologisch begründeter Behandlungsverfahren), für Suchterkrankungen und für neurotische Störungen (Scheiber 1995).

Kontraindikationen für Ergotherapie allgemein sind, abgesehen von Zuständen, die ein handlungsorientiertes Vorgehen verbieten (akute Erregungszustände, schwere Bewusstseinsstörungen), nicht bekannt, jedoch ist bei der Auswahl des Verfahrens und der Interaktion mit dem Patienten sorgfältig auf die Vermeidung von Über- oder Unterforderung zu achten. Unterforderung kann den Therapieerfolg vereiteln und die Motivation untergraben, Überforderung neben dem Therapieabbruch schlimmstenfalls zur Symptomprovokation (z. B. bei der Schizophrenie) und zu erhöhter Suizidalität führen.

2.2.5 Evidenz

Die klinische Begründung für den Einsatz erfolgt weitgehend auf der Grundlage heuristischer Konzepte, die anthropologische, soziologische und psychologische Aspekte umfassen (Bennett 1975, Jahoda 1983, Eikelmann 1998).

Dass Ergotherapie auch über Aspekte der Arbeitsrehabilitation hinaus in der Behandlung psychisch Kranker von Nutzen sei, ist eine psychiatrische Grundüberzeugung, die sich auf eine lange historische Tradition (z. B. W. Griesinger, H. Simon) stützen kann. Die Isolierung und Überprüfung spezieller Wirkfaktoren in der psychiatrischen Ergotherapie steht an den Anfängen (Reuster 2002); die internationale wissenschaftliche Literatur enthält bisher weder kontrollierte Studien noch Meta-Analysen zum klinischen Outcome psychiatrischer Patienten, die Ergotherapie mit beschäftigungstherapeutischem Schwerpunkt erhalten haben. Allerdings ist die Effektivitätsmessung auch durch besondere methodische Probleme wie eine adäquate Randomisierung und Deckeneffekte erschwert. Ebenfalls ist die Isolierung von spezifischen Wirkfaktoren in einem multimodalen Gesamtbehandlungsplan problematisch (siehe hierzu Reuster et al. 1999, Reuster und Bach 2002).

2.2.6 Qualitätssicherung

Die Durchführung der Ergotherapie obliegt den staatlich geprüften Ergotherapeutinnen und -therapeuten. Ärztlicherseits zu fordern ist eine die wesentlichen Stationen und Entscheidungen des

ergotherapeutischen Prozesses abbildende Dokumentation. Dazu
gehören u. a.:
- ergotherapeutischer Befund
- Zielplanung und Zielsetzung
- methodischer Schwerpunkt (kompetenzzentriert, ausdrucks-
  zentriert)
- Therapiemittel (Medien)
- Beschreibung von Kompetenz und Ausdruck/Kreativität
- Beschreibung des kommunikativen Verhaltens
- Beobachtungen/Änderungen im Verlauf
- Abschlussbefund
- Einschätzung des Verfahrens durch den Patienten.

Um die Dokumentation nachvollziehen und einschätzen zu können, ist es empfehlenswert, dass der verordnende psychiatrisch
tätige Arzt Kenntnis der Ergotherapie besitzt, z. B. durch Hospita-
tionen in den Arbeitsräumen der Ergotherapie. In jedem Fall ist
eine informierte und dezidiert verordnende Haltung des behan-
delnden Arztes/Therapeuten für die reale Durchführung von ergotherapeutischen Maßnahmen von Bedeutung; sie hängt nicht
nur von der aktuellen Motivation eines Patienten, sondern auch
vom motivierenden Einfluss des gesamten therapeutischen Teams
ab (Schützwohl 2000).

2.2.7 Ergotherapeutische Angebote in Deutschland

Ergotherapie ist in der psychiatrischen Versorgung in Deutschland insgesamt gut und flächendeckend etabliert. In der stationären und teilstationären Behandlung sowie in der Rehabilitation
spielt sie im Rahmen der Komplexleistungen eine im Zeitumfang
des Behandlungsplanes führende Rolle. Für die ambulante Versorgung bestehen ergotherapeutische Praxen. Die Ausführung
von Ergotherapie ist der Berufsgruppe der Ergotherapeutinnen
und Ergotherapeuten (Beschäftigungs- und Arbeitstherapeuten)
übertragen, deren Ausbildung gesetzlich geregelt ist.

2.2.8 Sozialrechtliche Aspekte

Ergotherapie wird im Rahmen einer Komplexleistung bei stationärer und teilstationärer Behandlung, ambulanter Behandlung in
der Institutsambulanz sowie im Bereich der medizinischen und
beruflichen Rehabilitation problemlos finanziert, wobei Kostenträger die gesetzliche Krankenversicherung, im Bereich der Rehabilitation ggf. auch Rentenversicherung oder Arbeitsverwaltung
sind.

Ambulante Ergotherapie in ergotherapeutischen Praxen wird
auf ärztliche Verordnung insbesondere unter Einhaltung der Voraussetzungen der Heilmittelrichtlinien gemäß § 92 SGB V zeitlich begrenzt von der gesetzlichen Krankenversicherung als Heil-
und Hilfsmittel finanziert.

2.2.9 Evaluation und Dokumentation

Ein Praxisleitfaden zur Entwicklung von Standards für die Struk-
tur-, Prozess- und Ergebnisqualität ist vom Berufsverband (Deutscher Verband der Ergotherapeuten e.V., DVE) herausgegeben
worden.

Zur standardisierten Befunderhebung mit der Möglichkeit der
Verlaufskontrolle, der Evaluation von Ergebnisfortschritten und
des Vergleiches eines individuellen Leistungsprofils mit dem An-
forderungsprofil eines Arbeitsplatzes liegen in der ergotherapeutischen Fachliteratur hinreichend evaluierte Verfahren vor, von
denen in Deutschland die „Merkmalprofile zur Eingliederung
Leistungsgewandelter und Behinderter in Arbeit" – Melba –
(Kleffmann et al. 1997) besonders verbreitet sind.

Die Dokumentation der Arbeitsanamnese, der Therapiepla-
nung und -durchführung sowie der erzielten Ergebnisse ist Aufgabe des Ergotherapeuten, in der entsprechenden Fachliteratur
sind hierzu Empfehlungen gegeben (siehe Praxisleitfaden des
DVE).

2.2.10 Ausbildung

Ergotherapie wird von der Berufsgruppe der Ergotherapeutinnen/ Ergotherapeuten durchgeführt. Nach geltendem Recht werden Ergotherapeuten in einem dreijährigen Ausbildungsgang an Berufsfachschulen ausgebildet. Vom Berufsverband wird die Umstellung auf ein Fachhochschulstudium als Basisausbildung favorisiert, entsprechende Modellversuche laufen derzeit.

Ärzten kommt im Zusammenhang mit der Ergotherapie die Anordnungsverantwortung einschließlich der Einbindung in den therapeutischen Gesamtplan zu. Grundlegende Kenntnisse in den Modellen und Methoden der Ergotherapie, eingehende Kenntnisse und Erfahrungen in der Indikationsstellung und Evaluation sind daher von Fachärzten für Psychiatrie und Psychotherapie zu fordern. In den Weiterbildungsordnungen für Ärzte ist Ergotherapie mit geringem Stellenwert erwähnt. Eine stärkere Betonung und die zeitgemäße Weiterentwicklung der Weiterbildungsinhalte ist zu fordern.

2.2.11 Social Skills Training und kognitive Ansätze

Insbesondere chronisch verlaufende psychische Erkrankungen wie die Schizophrenie beeinträchtigen die Aktivitäten des täglichen Lebens, die Erfüllung der sozialen Rollen, beeinflussen das Verhalten in Bezug auf Risikofaktoren und können zu einer deutlichen Verminderung der Lebensqualität beitragen. Im Unterschied zu leichteren oder episodisch verlaufenden Erkrankungen mit Restitutio ad integrum kann bei schweren psychischen Störungen oft nicht erwartet werden, dass Einzelinterventionen alleine eine deutliche Besserung der sozialen Funktionen bewirken. Die Störungen der Informationsverarbeitung, die bei vielen chronischen Erkrankungen beobachtet werden, spielen eine bedeutende Rolle für die sozialen Beeinträchtigungen (Green 1996). So hatten Gedächtnisstörungen während Rehabilitationsprogrammen im Gegensatz zur klinischen Symptomatik bei der Schizophrenie äußerst ungünstige Auswirkungen auf den Erwarb sozialer Fertigkeiten (Mueser et al. 1991).

Daher wurden spezifische Interventionen entwickelt, die zusätzlich zur Standardtherapie auf die Verbesserung definierter Fähigkeiten und Verhaltensweisen zielen und zu einer funktionellen Verbesserung in verschiedenen Lebensbereichen beitragen sollen. Zu den international am besten erforschten und erprobten Rehabilitationsverfahren gehören das Social Skills Training (SST) und die kognitive Rehabilitation (kognitive Remediation). Beide Verfahren sind in Bezug auf die krankheitsbedingten Defizite eher einem kompensatorischen als einem reparativen Ansatz verpflichtet.

Das so genannte Social Skills-Modell, das zum Verständnis sozialer Dysfunktionen verwendet wird, geht davon aus, dass den sozialen Fertigkeiten ein komplexes Zusammenspiel nonverbalen Verhaltens (z. B. Gesichtsausdruck), sprachmodulierender Faktoren (Affekt, Lautstärke), verbaler Inhalte (z. B. die Angemessenheit des Gesagten) und interaktiver Balance (wie z. B. Antwortlatenzen) zugrunde liegen (Morrison und Bellack 1984). Auf der Basis dieses Modells wurde in den 70er Jahren das Social Skills Training entwickelt, das als hochstrukturierte Intervention zumeist in kleinen Gruppen dem Training sozialer und kommunikativer Fertigkeiten dient. Über das Auftrennen komplexer Handlungen in ihre Bestandteile und das Erlernen der einzelnen Elemente wie Halten von Blickkontakt oder Nachfragen bei Unklarheiten soll das gesamte soziale Verhalten verbessert werden. Die Trainingsprogramme bestehen aus detaillierten Verhaltens- und Fähigkeitsanalysen bei den Teilnehmern und nutzen klare Zielstrategien, positive Verstärkungen, Modellierungen, Rollenspiele und Verhaltenseinübungen bis zur Einübung komplexer Fertigkeiten im Rahmen von Konversationen (Bellack et al. 2004). Die Wirksamkeit soll vor allem auf sozialen Lernfaktoren beruhen (Wallace et al. 1980).

Eine Vielzahl von Studien konnte die Wirksamkeit des Social Skills Training in Bezug auf den Erwerb kommunikativer Fähigkeiten nachweisen (Benton et al. 1990, Halford et al. 1991). Größere Studien zeigten, dass die Wirkung über 6–12 Monate anhielt (Bellack et al. 1984; Eckman et al. 1992). Ein dreimonatiges SST im Rahmen einer tagesklinischen Behandlung bei Patienten mit Schizophrenie führte zu einer geringeren Symptomatik und besseren sozialen Anpassung, jedoch keiner Beeinflussung der Rezidivrate. Allerdings war bei Patienten, die in Familien mit häufiger Kritik oder übermäßiger Fürsorge lebten (high expressed emotion), die Rezidivrate über einen Zeitraum von bis zu zwei Jahren vermindert (Hogarty 1991). Eine neuere Studie zeigte, dass SST, das durch Einübung der Fertigkeiten vor Ort im Alltag der Teilnehmer ergänzt wurde, nicht zu einer Verringerung der Reexazerbationsraten beitrug, jedoch eine signifikant stärkere Verbesserung der Arbeitsfähigkeit und des Kontaktes zur engsten Familie im Vergleich zum SST ohne Einübung im Alltag erreichte (Glynn et al. 2002).

Zusammenfassend kann ein hochstrukturiertes Social Skills Training wirksam sein in der Einübung spezifischer adaptiver Verhaltensweisen. Es ist jedoch unklar, ob andere Dimensionen sozialer Funktionen bleibend beeinflusst werden und ob das Erlernte im Alltag umgesetzt wird, was eine Voraussetzung für die tatsächliche Verbesserung der Rollenfunktion darstellt. Daher wurde das SST in einem aktuellen systematischen Review lediglich als vielversprechend bezeichnet (Pilling et al. 2002).

Die Rehabilitation kognitiver Defizite zielt auf die systematische Förderung kognitiver Prozesse durch wiederholtes Nutzen während des Trainings bzw. durch den Aufbau von Kompensationsstrategien. Das Rehabilitationsziel wird aus dem Vulnerabilitäts-Stress-Modell legitimiert mit dem Anspruch, die Rezidivschwelle durch die Kompensation kognitiver Vulnerabilitätsaspekte heraufzusetzen (Vauth et al. 1990). Zu den am besten erforschten Interventionen zur kognitiven Rehabilitation zählt das Integrierte Psychologische Therapieprogramm (IPT), das von der Arbeitsgruppe um Brenner entwickelt wurde (Brenner et al. 1994). Es stellt ein umfassendes Programm zur Verbesserung der sozialen Kompetenzen über die Verstärkung und Förderung grundlegender kognitiver Fertigkeiten dar. Das kognitive Training, zumeist in kleinen Gruppen von Patienten, nutzt Aufgaben, die auch in neuropsychologischen Testverfahren zur Anwendung kommen, wie z.B. das logische Sortieren von Karten oder Wort-spiele. Allerdings zeigten die ersten Studien und deren Replika-tionen in unterschiedlichen Settings, dass nur mäßige Verbes-serungen der kognitiven Funktionen und eine geringe Verall-gemeinerung in Bezug auf komplexe neuropsychologische Fertig-keiten erreicht wurden (Spaulding et al. 1999). IPT diente jedoch als Basis für etliche Weiterentwicklungen und Verfeinerungen und hatte eine hohe heuristische Bedeutung. So konnten Wykes et al. (1999) in einem neurokognitiven Trainingsprogramm auf der Basis von Einzelinterventionen eine deutliche Verbesserung neuropsychologischer Messparameter nachweisen.

Insgesamt erscheint zusätzlich zur individuellen Kompensation kognitiver Defizite insbesondere eine Modifikation der sozialen Umgebung, die Gewährleistung eines optimalen Stressniveaus oh-ne Unter- oder Überforderung wichtig, um psychosoziale Funktio-nen bei chronisch psychisch Erkrankten dauerhaft zu verbessern.

In der Behandlung von Suchtstörungen werden als innovative psychosoziale Therapiebausteine z.B. genannt: Motivational Inter-viewing, verhaltensbasierte Nachsorgeprogramme sowie Con-tingency Management/belohnungsbasierte Therapie-Absprachen (McCance-Katz & Clark 2004).

2.3 Maßnahmen der Arbeitsrehabilitation

2.3.1 Beschreibung der Verfahren

Unter arbeitsrehabilitativen Programmen werden hier alle psy-chosozialen Interventionen verstanden, die systematisch auf eine Verbesserung der Arbeits- und Beschäftigungssituation psychi-atrischer Patienten abzielen. Bei der Mehrzahl der Patienten wer-den sie von einer psychiatrisch-psychotherapeutischen Behand-lung begleitet und ergänzt, deren Qualität und Umfang in den bisherigen Studien allerdings selten erfasst und benannt wurde.

Für die Vielzahl der international beschriebenen und prakti-zierten arbeitsrehabilitativen Programme und Institutionen gibt es keine allgemein anerkannte Systematik (Bond & Boyer 1988, Reker 1998); sie unterscheiden sich in Bezug auf ihre institutionelle Organisation, ihr Klientel, Art und Umfang der eingesetzten Methoden, Ziele, Zeitdauer, Finanzierungsrahmen etc. vielfältig. Das ist ein bedeutender Unterschied zu z.B. psychopharmakologischen Interventionen, die weniger kontextabhängig, homogener und damit in ihren Ergebnissen generalisierbarer erscheinen.

Arbeitsrehabilitative Maßnahmen lassen sich aber anhand von zwei zu Grunde liegenden Strategien ordnen: zum einen geht es um die Frage, ob der Schwerpunkt der Bemühungen auf der Vermittlung von Kompetenzen für das betroffene Individuum (personaler Ansatz, skills training) oder eher auf der Schaffung günstiger und behinderungsgerechter Lebens- und Arbeitsbedingungen (ökologischer Ansatz, environmental ressource intervention) liegt. Eine zweite Unterscheidung kann nach dem methodischen Vorgehen in einen „train and place" Ansatz versus einen „place and train" Ansatz vorgenommen werden.

1. Personaler versus umgebungszentrierter Ansatz
Arbeitsrehabilitative Hilfen können auf die Diagnostik von (arbeitsbezogenen) Kompetenzdefiziten eines Patienten und ihre Bearbeitung durch ein systematisches Training zentrieren. Beispiele hierfür wären das in Deutschland weithin praktizierte Arbeitstraining im Rahmen der Ambulanten Arbeitstherapie oder andere Qualifikations- und Trainingsmaßnamen in Beruflichen Trainingszentren, RPK, Berufsbildungs- oder Berufsförderungswerken. Gemeinsam ist all diesen Maßnahmen, dass sie zeitlich befristet sind, eine organisierte Anleitung und Supervision beinhalten und auf einen individuellen Kompetenzzuwachs orientiert sind. Inhaltlich können dabei mit unterschiedlichen Schwerpunkten die Vermittlung berufsbezogener sozialer Fertigkeiten und Kompetenzen, das Training von so genannten Grundarbeitsfähigkeiten (Pünktlichkeit, Regelmäßigkeit, Sozialverhalten etc.), das Training psychischer Funktionen und Leistungen wie Konzentration, Durchhaltevermögen, Arbeitsgeschwindigkeit oder die Vermittlung spezifischer berufsbezogener Wissensinhalte und Fertigkeiten im Mittelpunkt stehen. Bei allen Unterschieden bzgl. der

sozialrechtlichen und institutionellen Vorgaben, der gesundheitlichen und beruflichen Voraussetzungen der Teilnehmer und der Arbeits- und Lerninhalte im Einzelnen liegt die Gemeinsamkeit all dieser Maßnahmen darin, dass sie einen individuellen Kompetenzzuwachs der Teilnehmer zum Ziel haben, wodurch ihre Chancen einer beruflichen (Wieder)-eingliederung verbessert werden sollen.

Ein Beispiel für die Alternativstrategie des umgebungszentrierten Ansatzes sind die Werkstätten für Behinderte. Hier wird institutionell ein „beschützendes" Milieu geschaffen, in dem auch Menschen mit erheblichen Einschränkungen und Defiziten langfristig arbeiten können, da die üblichen Anforderungen an soziale Verhaltensweisen, Leistungsfähigkeit und Produktivität artifiziell niedrig sind und darüber hinaus noch eine besondere Arbeitsanleitung und psychosoziale Betreuung erfolgt. Der Schwerpunkt der Bemühungen liegt in den Werkstätten weniger auf dem individuellen Zuwachs an Kompetenzen, rehabilitativem Fortschritt und Entwicklung als vielmehr auf der langfristigen Teilnahme an der Arbeit in dem beschützenden Milieu der Werkstatt und der Integration in die Gruppe. Dies fungiert quasi als Ersatz für eine Berufstätigkeit auf dem allgemeinen Arbeitsmarkt und den sozialen Kontakten am Arbeitsplatz (Reker 1998). Entsprechend sind die Maßnahmen zeitlich nicht befristet. Vergleichbare Einrichtungen wären Integrationsprojekte (früher Selbsthilfefirmen genannt oder Zuverdienstprojekte).

Die beiden genannten Ansätze des personalen bzw. umgebungszentrierten Ansatzes sind in der Praxis allerdings nicht eindeutig distinkt und alternativ, sondern bilden konzeptionelle Schwerpunkte.

2. Train and place versus place and train

Die Mehrzahl aller arbeitsrehabilitativen Hilfen in Deutschland, aber auch international, verfolgen den traditionellen „train and place" Ansatz. Das bedeutet, dass vor dem Versuch einer Arbeitsaufnahme auf einem kompetitiven Arbeitsplatz ein mehr oder weniger umfangreiches vorbereitendes Training erfolgt. Die Annahme ist, dass eine Reintegration in das Arbeitsleben nur dann

Erfolg versprechend ist, wenn die Betroffenen vorher alle dafür notwendigen Kompetenzen erworben und unter den besonderen Bedingungen einer Rehabilitationseinrichtung (berufliches Trainingszentrum, Arbeitstherapie, Arbeitstraining, Berufsförderungswerk etc.) ausreichend trainiert haben. Kritisiert wird an diesem Ansatz, dass die Hilfen in aller Regel mit dem Abschluss des Trainingsprogramms enden und die Unterstützung bei der Suche nach einem Arbeitsplatz, Hilfen in der Einarbeitungszeit und v. a. eine längerfristige Betreuung am neuen Arbeitsplatz oder systematische Kontakte zu Arbeitgebern üblicherweise nicht Bestandteil solcher Programme sind. Als problematisch wird auch gesehen, dass zu Beginn der Maßnahme die Erfolgschancen für die Teilnehmer unklar bleiben müssen und die lange Trainingsphase demotivierend wirken kann. Offen bleiben muss auch, ob die in der Rehabilitation gelernten Fähigkeiten auf dem neuen Arbeitsplatz überhaupt gebraucht werden bzw. ob die gerade für diesen Arbeitsplatz notwendigen Fähigkeiten ausreichend trainiert wurden. Besonders bei schizophren Erkrankten stellt der Transfer von Gelerntem, also das Übertragen von der Trainingswerkstatt auf den neuen Arbeitsplatz, ein besonderes Problem dar. Und schließlich muss man realistisch konzedieren, dass auch dem besten Trainingsprogramm Grenzen bei der Nachbildung der sozialen Realität der Arbeitswelt gesetzt sind. Das bezieht sich sowohl auf die Versuche, eine realistische Arbeitsatmosphäre im Training nachzubilden als auch auf die realistische Gestaltung der Leistungsanforderungen. Im ungünstigen Falle werden die Teilnehmer mehr in die psychosoziale Szene als in die Arbeitswelt sozialisiert.

Der „place and train" Ansatz, der den amerikanischen „*supported employment*" (SE) oder „*individual placement and support*" (IPS) Programmen zu Grunde liegt, verfolgt eine diametral andere Strategie (Becker & Drake 1993, Corrigan 2001). Die Platzierung auf dem allgemeinen Arbeitsmarkt erfolgt – die Motivation der Betroffenen und eine ausreichende psychopathologische Stabilität vorausgesetzt – ohne lange Vorbereitungsphase im beschützenden Rahmen. Vielmehr werden das Training und die psychosoziale Betreuung durch einen „job coach" direkt am neu-

en Arbeitsplatz durchgeführt, wobei diese Unterstützung zeitlich
nicht limitiert ist. Darüber hinaus gibt es Beratung und in einigen Fällen auch finanzielle Anreize für die Arbeitgeber. Der Arbeitsplatz ist hinsichtlich der Bezahlung, der sozialen Umgebung
und des Arbeitnehmerstatus normal; den besonderen Bedürfnissen des psychisch kranken Arbeitnehmers wird durch die intensive und zeitlich nicht befristete Betreuung durch den „job
coach" Rechnung getragen.

Die Vorteile dieses Ansatzes werden in der nicht stigmatisierenden Umgebung eines „normalen" Arbeitsplatzes, der besseren
Bezahlung sowie dem Umgehen der Transferproblematik und einer potentiell demotivierenden langen Vorbereitungszeit gesehen.
Darüber hinaus entspricht eine rasche Integration in das Arbeitsleben den Bedürfnissen vieler Betroffener.

Es liegen inzwischen eine Reihe von kontrollierten Studien vor,
die eine Überlegenheit dieses Ansatzes bezüglich der Rate von erfolgreich beruflich eingegliederten Patienten belegen (Twamley et
al. 2003), wobei die Vergleichsgruppen an traditionellen Rehabilitationsprogrammen teilnahmen. Einschränkend muss allerdings
angemerkt werden, dass dieser Ansatz bisher nur unter den Bedingungen des amerikanischen Arbeitsmarktes untersucht wurde,
der sich durch eine besonders niedrige Eingangsschwelle aus-
zeichnet (hire and fire jobs). Ergebnisse europäischer Studien zu
dieser Thematik stehen noch aus. In Deutschland arbeiten einige
Projekte des Integrationsfachdienstes nach einem vergleichbaren
Konzept (Reker & Eikelmann 1999).

2.3.2 Wirkfaktoren

Arbeit ist notwendigerweise mit einigen grundlegenden psychologischen und sozialen Effekten wie regelmäßige Aktivität, Tagesstruktur, Stabilisierung des Selbstwertgefühls und der sozialen
Rolle, Vermeidung sozialer und sensorischer Deprivation, Teilnahme an gesellschaftlichen Prozessen oder soziale Kontakte
außerhalb der Familie verbunden, die bereits in den 30er Jahren
von Jahoda et al. (1975/1933) beschrieben wurden. Diese Effekte

treffen für psychisch kranke Beschäftigte ebenso zu wie für psychisch gesunde Arbeitnehmer, sind aber wegen der besonderen Situation vieler psychiatrischer Patienten für diese vielleicht sogar von noch größerer Bedeutung. Diese unspezifischen Effekte sind das allgemeine Rationale für jede Form von Arbeit und Beschäftigung für psychisch Kranke und Behinderte. Arbeit und Beschäftigung verhindern das Doppelstigma „psychisch krank und arbeitslos" und stellen einen wichtigen Faktor der sozialen Integration dar, auch wenn dies im Fall von besonderen und beschützten Arbeitsverhältnissen nur sehr kompromisshaft gelingt.

Von arbeitsrehabilitativen Maßnahmen sind diese unspezifischen Effekte zu erwarten, sofern die Aktivität sozial als Arbeit definiert und ein gewisses Maß an Orientierung an der Arbeitswelt nicht unterschritten wird. Für die Wirkweise scheinen darüber hinaus individuelle und soziale Lernprozesse von großer Bedeutung zu sein. Arbeitsrehabilitative Maßnahmen, die dem personalen Ansatz folgen, zielen darauf ab, den Teilnehmern in einer begrenzten Zeit und mit systematischer Anleitung Fähigkeiten zu vermitteln, über die sie nicht oder nicht im ausreichenden Maße verfügen und die sie für ihre im weitesten Sinne berufliche Zukunft benötigen. Dabei gelangen bekannte Lernprinzipien wie Lernen am Erfolg oder am Modell, häufige Wiederholung, gestufte Anforderungen, ständige Motivation und Aktivierung durch Milieugestaltung und soziale Unterstützung, Psychoedukation und Verbesserung der individuellen Partizipation und Reflexion zur Anwendung. Bezug nehmend auf psychologische Konzepte von Jaques und Berne begründete Bennett (1975, 1977) die besondere Bedeutung und Wirksamkeit der Arbeitstherapie für psychisch Kranke dadurch, dass bei jeder Arbeitstätigkeit Entscheidungsprozesse innerhalb vorgegebener Grenzen, Zielorientierung und soziales Handeln wesentliche immanente Merkmale sind.

Shepard (1984) betonte den Rollenaspekt: Durch die Arbeit wird den Patienten eine Alternative zur Krankenrolle – nämlich die des produktiv Tätigen – geboten, die das Sozialverhalten, v. a. aber auch die Reaktionen der Umgebung positiv beeinflusst. Schließlich haben Wing (1966) und Harlfinger (1968) auf gruppendynamische Faktoren aufmerksam gemacht. Die arbeitsmäßig organisierte Umgebung mobilisiert Fähigkeiten, unter den Teilnehmern entsteht die Gruppennorm möglichst gut zu arbeiten, man orientiert sich vor allem an den stärkeren Mitpatienten. Als therapeutische Effekte dieses Gruppenprozesses beschreibt Wing (1966) bei zwei Dritteln der Patienten eine realistische Zunahme des Selbstvertrauens, die Reduktion von Ängstlichkeit und Depressivität und als wichtigsten Punkt die Steigerung von „Zuversicht".

Für arbeitsrehabilitative Programme, die den „place and train" Ansatz verfolgen, werden die Bedeutung der zeitlich unbegrenzten Betreuung direkt am Arbeitsplatz sowie die direkten Kontakte zu den Kollegen und Vorgesetzten hervorgehoben, durch die problematische Arbeitsabläufe, soziale Konflikte am Arbeitsplatz und fehlende Kompetenzen bearbeitet und gelöst werden können. Darüber hinaus wird die Motivation der Betroffenen, in einer normalen und nicht stigmatisierenden Umgebung zu arbeiten, als wichtiger Faktor hervorgehoben (Becker & Drake 1993, Corrigan 2001).

Die umfangreiche Forschungsliteratur zur Prädiktion einer erfolgreichen beruflichen Eingliederung hat darüber hinaus wenig konsistente Ergebnisse und v. a. kaum für die Praxis relevante, weil beeinflussbare Faktoren identifizieren können. Ausreichende berufsbezogene soziale Kompetenzen und berufliche Vorerfahrungen sind die am besten gesicherten Ergebnisse. Die Rolle der Diagnose und der psychischen Symptomatik wird weiter kontrovers diskutiert (Tsang & Lam 2000, Hoffmann & Kupper 1997). Es gibt Hinweise, dass ein möglichst früher Start systematischer arbeitsrehabilitativer Bemühungen prädiktiv für den Erfolg ist (Reker 1998).

Bisher existieren erst sehr wenige Studien, die unterschiedliche Pharmakotherapiestrategien im Hinblick auf das soziale Outcome und speziell im Hinblick auf die berufliche Integration untersuchen. Sie beziehen sich fast ausschließlich auf schizophren Erkrankte und die Frage, ob die Neuroleptika der zweiten Generation den klassischen Präparaten überlegen sind. Die Ergebnisse sind widersprüchlich, es scheint sich eine Überlegenheit der neueren Neuroleptika gegenüber den konventionellen Präparaten anzudeuten, die mit der besseren Verträglichkeit sowie einer überlegenen Wirkung auf die Negativsymptomatik und die kognitiven Störungen erklärt wird. Die Effekte werden jedoch meist als eher schwach angesehen (Hamilton et al. 2000, Keefe et al. 2004, Bellak et al. 2004, Corrigan et al. 2002). Eine kritische Bewertung dieser Befunde auf der Basis einer systematischen Literaturübersicht steht noch aus. Eine „job finding drug" gibt es ganz offensichtlich nicht.

Es gibt zwei Studien, die den Einsatz unterschiedlicher Neuroleptika im Rahmen von psychosozialen Rehabilitationsprogrammen untersucht haben. Bond und Mitarbeiter (2004) fanden bei schizophrenen Teilnehmern eines Arbeitsrehabilitationsprogrammes keinen signifikanten Einfluss der neuroleptischen Medikation (Olanzapin, Risperidon bzw. klassische Neuroleptika) auf die Quote erfolgreicher berufliche Integration. Zum gleichen Ergebnis kamen Meyer et al. (2002). Auch Hogarty und Mitarbeiter (2004) konnten in einer 2-jährigen Studie keinen Einfluss unterschiedlicher neuroleptischer Behandlungsstrategien auf das Ergebnis eines kognitiven Trainingsprogramms feststellen.

2.3.3 Ziele

Arbeitsrehabilitative Programme verfolgen das allgemeine Ziel, die Integration psychisch Kranker in Arbeit und Beschäftigung zu verbessern. Idealtypischerweise sollen die Betroffenen mit einem notwendigen Mindestmaß an psychosozialer Unterstützung so normal und autonom wie eben möglich in einem von ihnen selbst gewählten Umfeld arbeiten können (Anthony 1980, Bachrach 1992). Dies kann durch die unterschiedlichen oben beschriebenen Methoden und Ansätze erfolgen. Entsprechend unterschiedlich kann die konkrete Zielsetzung einer Maßnahme und die Art und Weise der Erfolgsbewertung sein. Gerade bei arbeitsrehabilitativen Interventionen sind darüber hinaus sozialrechtliche und institutionelle Aspekte von Bedeutung. Schließlich sind die Ergebnisse der Arbeitsrehabilitation in erheblichem Maße

von gesellschaftlichen Faktoren, v.a. von rechtlichen und sozialpolitischen Rahmenbedingungen des Arbeitsmarktes und v.a. der
Beschäftigungssituation abhängig. Aus diesen Gründen sind Konzepte und Ergebnisse arbeitsrehabilitativer Programme international und über längere Zeitspannen nur eingeschränkt zu ver-
gleichen.

Das Ergebnis und der Erfolg arbeitsrehabilitativer Bemühungen wird an Hand der erreichten beruflichen Integration gemessen. Mit unterschiedlichen weiteren Differenzierungen werden dabei in der Regel folgende Stufen der beruflichen Integration unterschieden (Bond & Boyer 1988, Reker 1998, Bond et al. 2004):

1. *Allgemeiner Arbeitsmarkt (competitive employment):* Darunter
   fallen alle bezahlten Arbeitsverhältnisse außerhalb psychiatrischer und rehabilitativer Einrichtungen, also in einer „normalen" Arbeitsumgebung. Weitere Differenzierungsmöglichkeiten
   umfassen teil- oder vollzeitige Arbeitsverhältnisse, befristete
   oder unbefristete Arbeitsverhältnisse oder die Frage der tariflichen Entlohnung.

2. *Bezahlte Arbeit (paid work):* Darunter fallen alle bezahlten Beschäftigungsverhältnisse außerhalb des Krankenhauses, also
   auch solche in beschützten und teilbeschützten Einrichtungen
   wie Werkstätten für Behinderte, Integrationsprojekten, Zuver-
   dienstprojekten, andere Rehabilitationsmaßnahmen z.B. im
   Rahmen überbetrieblicher Ausbildungs- und Qualifikations-
   maßnahmen, etc. Weitere Differenzierungen können nach dem
   Grad der psychiatrischen Betreuung, der Arbeitszeit oder nach
   dem Verdienst erfolgen.

3. *Arbeitstherapie und Arbeitstraining (prevocational training):*
   Darunter fallen alle unbezahlten arbeitstherapeutisch orientierten Trainingsmaßnahmen in besonderen Einrichtungen.

4. *Sinnvolle Beschäftigung (meaningful activity):* Darunter fallen
   ehrenamtliche Tätigkeiten, gelegentliche Mithilfe bei häusli-
   chen Tätigkeiten in Haushalt oder Familie, alle Formen von ta-
   gesstrukturierender Beschäftigung.

Eine derartige Zusammenfassung der unterschiedlichen Arbeits-
und Beschäftigungsverhältnisse erhöht die Vergleichbarkeit der

Ergebnisse arbeitsrehabilitativer Bemühungen. Eine Arbeitsrehabilitation wird in der Regel als zumindest teilweise erfolgreich bewertet, wenn mindestens eine Integration auf der zweiten Stufe, irgendeine Form von bezahlter Arbeit, erreicht wird (s. u.).

Wie bei allen psychosozialen Interventionen sind gerade auch bei der Arbeitsrehabilitation die subjektiven Vorstellungen und Erwartungen der Betroffenen von zentraler Bedeutung. Das betrifft die Praxis, wo die Ziele nicht bestimmt sondern ausgehandelt werden, ebenso wie die wissenschaftliche Auseinandersetzung mit dieser Thematik, wo subjektive Kriterien wie Arbeitszufriedenheit, Lebensqualität und subjektive Ziele relevante outcome-Parameter psychosozialer Interventionen sind. Diese subjektive Dimension erweitert und ergänzt wissenschaftlich wie praktisch die zuvor referierte normative Erfolgsbewertung (Reker 1998).

2.3.4 Indikationen und Kontraindikationen

Es liegen nur wenige empirische Befunde zur differentiellen Indikationsstellung vor. Bezogen auf die psychiatrische Diagnose werden arbeitsrehabilitative Maßnahmen am häufigsten bei schizophren Erkrankten eingesetzt bzw. sind sie bei diesen Patienten am häufigsten untersucht worden. Als notwendige Voraussetzung für die Teilnahme sind die Motivation des Patienten, die ggf. aktiv gefördert werden muss, sowie eine gewisse psychische Stabilität anzusehen. Als allgemeine Indikationen lassen sich eine unbefriedigende berufliche Situation und eine fehlende berufliche Orientierung beschreiben; darüber hinaus – wie auch bei anderen soziotherapeutischen Verfahren – Aktivierung, Strukturierung des Tagesablaufes, Verbesserung des Realitätskontaktes, Vermittlung von Erfolgserlebnissen, Stärkung des Selbstwertgefühls sowie soziale Stimulation. Arbeitsrehabilitative Maßnahmen können eine realistischere Selbsteinschätzung und die Auseinandersetzung mit der Erkrankung fördern (Lysaker & Bell 1995). Damit werden wichtige Grundlagen für eine konstruktive Auseinandersetzung mit der beruflichen Perspektive und der weiteren Rehabilitationsplanung geschaffen.

Die wesentliche Kontraindikation liegt in einer Überforderung mit einer ggf. daraus resultierenden Verschlechterung der psychischen Symptomatik. Vermieden werden sollte weiterhin eine Frustration durch Überforderung und Scheitern an den gestellten Aufgaben. Sachse & Arndt (1994) haben darauf hingewiesen, dass rehabilitativ orientierte Verfahren für die Betroffenen auch den Aspekt der Konfrontation mit ihren Defiziten haben und mit einer schmerzhaften Korrektur des Selbstbildes und narzisstischen Kränkungserlebnissen verbunden sein können. Als wichtigstes psychologisches Hindernis in der Arbeitsrehabilitation identifizierte Bosch (1971) in einer Studie bei schizophrenen Patienten „ein überhöhtes und zwischen Extremen schwankendes Anspruchsniveau". Lee und Romney (1990) fanden als wesentliches Merkmal von Abbrechern eines arbeitstherapeutischen Trainingsprogramms hohe berufliche Zukunftserwartungen. Aus diesen Befunden wird deutlich, dass bei vielen Patienten eine die Arbeitsrehabilitation begleitende psychiatrisch-psychotherapeutische Behandlung indiziert ist.

2.3.5 Evidenz

Gemessen an anderen psychosozialen Interventionen sind arbeitsrehabilitative Maßnahmen vergleichsweise gut untersucht, wenn auch insgesamt weiterhin ein erhebliches Forschungsdefizit in quantitativer wie in qualitativer Hinsicht zu beklagen ist. Im deutschen Sprachraum überwiegen unkontrollierte Evaluationsstudien. Kontrollierte Studien, oft auch mit randomisierter Zuweisung, liegen fast ausschließlich aus dem amerikanischen Raum vor und sind wegen der erheblichen Unterschiede in der Versorgungssituation, v. a. aber im sozialpolitischen Bereich und in der Arbeitsmarktpolitik, nur begrenzt auf deutsche Verhältnisse zu übertragen.

Weitere methodische Schwierigkeiten vor allem im Hinblick auf die Generalisierbarkeit der Ergebnisse ergeben sich durch die enge Verzahnung mit der Versorgungssituation, die Komplexität der Interventionen, ihren geringen Grad an Standardisierung, die

Abhängigkeit von der institutionellen Organisation und anderen Kontextvariablen: die meist erfahrungsgeleitete Zuweisung von Patienten zu den unterschiedlichen Maßnahmen, die langen Interventionszeiträume sowie die starke Abhängigkeit der Ergebnisse von nicht kontrollierbaren Größen wie der Arbeitsmarktsituation.

Eine umfassende Darstellung des Forschungsstandes würde den Rahmen dieser Darstellung sprengen, auf entsprechende Übersichten sei verwiesen (Dion & Anthony 1987, Bond & Boyer 1988, Lehman 1995, Reker 1998, Bustillo et al. 2001, Twamley et al. 2003). Eine kurze Darstellung der wesentlichsten Ergebnisse, die durch kontrollierte Studien gesichert sind, lässt sich unter vier Punkte gliedern:

1. Arbeitsrehabilitative Maßnahmen tragen zu einer Verbesserung der beruflichen und arbeitsbezogenen Leistungsfähigkeit bei und verbessern damit die Chancen einer beruflichen Integration (Dion & Anthony 1987, Bond & Boyer 1988, Lehman 1995). Inwieweit diese Verbesserung zu einer erfolgreichen beruflichen Integration führt, hängt von der Arbeitsmarktsituation, aber auch von den Kriterien der Erfolgsbewertung ab. Bond und Boyer (1988) werteten 21 kontrollierte Studien zu verschiedenen arbeitsrehabilitativen Programmen aus den Jahren 1963–1986 aus und betonten, dass für den Erfolg der Bemühungen neben der Art der Intervention die Operationalisierung des Erfolgskriteriums eine wesentliche Rolle spielt. Bei einem sehr eng gefassten Erfolgskriterium (Vollzeitbeschäftigung auf dem allgemeinen Arbeitsmarkt zum Ende des follow-up Zeitraumes) zeigen nur zwei Studien (Bell u. Ryan 1984, Marx et al. 1973) eine signifikante Überlegenheit des arbeitsrehabilitativen Programms gegenüber der Kontrollgruppe. Wird Erfolg weiter gefasst (Aufnahme einer Arbeit auf dem allgemeinen Arbeitsmarkt), sind es sechs Studien, und erst bei dem noch weiter gefassten Erfolgskriterium (bezahlte Arbeit außerhalb der Klinik), das auch teilzeitige, befristete und beschützte Arbeitsverhältnisse einschließt, zeigt die Mehrzahl der Studien eine Überlegenheit der systematischen Bemühungen.

2. Supported employment Programme sind arbeitsrehabilitativen Programmen, die den traditionellen train and place Ansatz verfolgen, in Bezug auf die Quote erfolgreicher beruflicher Wiedereingliederung überlegen (Bond et al. 1997, Drake et al. 1996, 1999, Bustillo et al. 2001). Während der Anteil von Rehabilitanden, die im Follow-up über 1–2 Jahre einen Arbeitsplatz auf dem allgemeinen Arbeitsmarkt erreichen, bei traditionellen Rehabilitationsverfahren bei etwa 10–20% liegt, findet sich bei supported employment Programmen ein Anteil von etwa 30–50% (Twamley et al. 2003). Keine Unterschiede finden sich in Bezug auf andere bekannte Effekte arbeitsrehabilitativer Programme wie die Rehospitalisierungsraten, die psychische Symptomatik oder die Lebensqualität.

3. Arbeitsrehabilitative Programme tragen bei schizophren Erkrankten zu einer Reduktion weiterer psychiatrischer Hospitalisierungen bei. Dies ist belegt für den Zeitraum der Teilnahme und weitere 6 Monate darüber hinaus (Bell & Ryan 1984, Bell et al. 1996, Bell & Lysaker 1997, Bond 1991, Lehman 1995).

4. Zum Einfluss arbeitsrehabilitativer Programme auf die psychische Symptomatik gibt es widersprüchliche Ergebnisse. Während ältere Studien keinen signifikanten Einfluss auf die Symptomatik schizophrener Patienten fanden (z.B. Wing et al. 1972, Marx et al. 1973), berichten Bell und Mitarbeiter (1996). in einer kontrollierten und randomisierten Studie von einer signifikanten Reduktion der psychischen Symptomatik (gemessen mit der PANSS) von schizophrenen Patienten, die regelmäßig an dem arbeitsrehabilitativen Programm teilgenommen hatten. Sie konnten zeigen, dass 1.) eine Bezahlung zu einer regelmäßigeren Teilnahme sowie zu höherer Produktivität und Arbeitsleistung führt und 2.), dass diese regelmäßige Teilnahme zu einer signifikanten und klinisch relevanten Reduktion der psychischen Symptomatik (PANSS Summenscore, Positivsymptome, Affektstörungen) sowie zu selteneren und in der Tendenz kürzeren Rehospitalisierungen führt. Da die übrigen Behandlungsparameter im Rahmen der fünfmonatigen Therapiephase weitgehend konstant gehalten werden konnten bzw. im Hinblick auf das Behandlungsergebnis kontrolliert wurden,

erscheint es den Autoren berechtigt, die beschriebenen Veränderungen als Effekte der arbeitsrehabilitativen Maßnahme zu werten. Auch sechs Monate nach Beendigung des Programms ließ sich der positive Einfluss auf die psychische Symptomatik in allerdings abgeschwächter Form noch nachweisen (Bell u. Lysaker 1997).

2.3.6 Arbeitsrehabilitative Angebote in Deutschland

Die arbeitsrehabilitativen Angebote in Deutschland befinden sich, wie alle übrigen Hilfen für psychisch kranke und behinderte Menschen, in den letzten Dekaden in einem fortlaufenden Entwicklungsprozess. Dieser wird durch institutionelle, sozialpolitische, fachliche und in den letzten Jahren zunehmend auch ökonomische Einflüsse gesteuert. Arbeitsrehabilitative Hilfen sind in Deutschland überwiegend institutionell organisiert. Die wichtigsten Dienste und Einrichtungen werden im Folgenden vorgestellt. Ausführlichere Darstellungen der einzelnen Bausteine finden sich bei Reker et al. 1996, Reker 1998, Aktion Psychisch Kranke 2004.

Ambulante Arbeitstherapie: Immer mehr Krankenhäuser sind dazu übergegangen, ihre Ergotherapieabteilungen auch für ambulante Patienten zur Verfügung zu stellen. Die Zuweisung erfolgt durch niedergelassene Ärzte oder Institutsambulanzen. Ergotherapie ist im Rahmen der Verordnung von Heilmitteln entsprechend der Heilmittelrichtlinie gemäß § 92 SGB V zu Lasten der Krankenkassen zu verordnen. In der Regel wird die Therapie als Gruppenbehandlung durchgeführt, die Zeiträume betragen oft mehrere Monate. Viele Ergotherapieabteilungen bemühen sich zusätzlich um extramurale Praktika. Die ambulante Arbeitstherapie steht – fachlich gesehen – an der Schnittstelle zwischen Behandlung und Rehabilitation. Für viele Patienten bietet sie einen niederschwelligen Einstieg und eine erste Trainings- und Orientierungsmöglichkeit. In einer prospektiven Studie fanden Reker & Eikelmann (1998) nach drei Jahren 22% der Untersuchten auf dem allgemeinen Arbeitsmarkt, 27% in bezahlten Arbeitsverhältnissen in Werkstätten und Integrationsprojekten, 23% weiterhin oder wieder in der ambulanten Arbeitstherapie und 28% ohne Beschäftigung.

Werkstätten für Behinderte: Werkstätten für behinderte Menschen sind Einrichtungen, die behinderten Menschen eine Teilhabe am Arbeitsleben ermöglichen sollen, wenn sie auf Grund ihrer Behinderung nicht, noch nicht oder noch nicht wieder den Anforderungen des allgemeinen Arbeitsmarktes gewachsen sind. Die Mehrzahl der Werkstätten verfügt inzwischen über getrennte Abteilungen für psychisch Behinderte und haben sich auch konzeptionell und von den Arbeitsangeboten auf die Bedarfe dieser Gruppe eingestellt. Die Werkstätten bilden als einziger Einrichtungstyp ein flächendeckendes Netz. In den Werkstätten wird ein Trainingsbereich (Berufsbildungsbereich) und ein Arbeitsbereich unterschieden. Ersterer ist zeitlich in der Regel auf ein Jahr befristet und wird überwiegend von der Arbeitsverwaltung finanziert, der Arbeitsbereich ist zeitlich unbefristet und ist in Kostenträgerschaft der überörtlichen Sozialhilfe. Werkstätten bieten sichere Dauerarbeitsplätze in der Regel mit einer geringen Bezahlung. Ein Rentenanspruch wird erworben.

Integrationsprojekte: Bei diesen Einrichtungen – früher Selbsthilfefirmen oder Firmen für psychisch Kranke genannt – handelt es sich rechtlich und wirtschaftlich um selbstständige Unternehmen. Im SGB IX sind der Begriff und die Aufgaben dieser Projekte erstmals rechtlich geregelt. Sie bieten Arbeitsplätze für schwerbehinderte Arbeitnehmer, die auf Grund ihrer Einschränkungen ansonsten nicht oder nicht ausreichend zu fördern wären und die eines besonderen Milieus und einer intensiveren fachlichen und psychosozialen Anleitung bedürfen. Die Beschäftigten profitieren im Vergleich mit den Werkstätten vor allem von der höheren, meist tariflichen Entlohnung sowie der größeren Normalität ihrer Arbeitsumgebung. Andererseits sind die wirtschaftlichen Probleme dieser meist kleinen Betriebe oft größer.

Zuverdienstprojekte: Sie bieten stundenweise bezahlte Arbeit, die nicht primär der wirtschaftlichen Sicherung des Lebensunterhaltes dienen soll, sondern als Zuverdienst neben Rente, Sozialhilfe oder anderen Formen der Unterhaltssicherung fungiert. Die Organisationsform kann sehr unterschiedlich sein und reicht von eigenen Zuverdienstfirmen über Beschäftigungsprojekte im Rahmen von Tagesstätten oder anderen Einrichtungen bis zu individuell vermittelten Einzelarbeitsplätzen. Die wöchentliche Arbeitszeit beträgt meist nur wenige Stunden in der Woche. Der Bedarf an Zuverdienstmöglichkeiten wird als sehr groß angesehen; dem gegenüber stehen die erheblichen Schwierigkeiten, solche Arbeitsangebote zu organisieren und zu finanzieren, da es keine originäre Zuständigkeit auf Kostenträgerseite gibt.

Berufliche Trainingszentren: Diese Einrichtungen sind speziell für die Gruppe der psychisch behinderten Menschen konzipiert. Es gibt sie in der Bundesrepublik allerdings lediglich an knapp einem Dutzend Orten. Sie beschäftigen überwiegend Menschen mit nicht psychotischen Erkrankungen und beruflichen Vorerfahrungen. Ziel der Maßnahmen ist die Erarbeitung einer realistischen beruflichen Perspektive und die Wiedereingliederung in den allgemeinen Arbeitsmarkt. Es kommen unterschiedliche Maßnahmen inklusive Praktika zum Einsatz. In der Regel kooperieren Berufliche Trainingszentren sowohl mit dem psychiatrischen Versorgungssystem als auch mit den Industrie- und Handwerkskammern.

Berufsförderungswerke: BFW sind überregionale und überbetriebliche Einrichtungen, die der beruflichen Aus- und Weiterbildung von erwachsenen behinderten Menschen mit beruflichen Vorerfahrungen dienen. Erst seit Ende der 80er Jahre haben sich die BFW auf psychisch Kranke eingestellt und sie zugelassen.

Berufsbildungswerke: BBW sind analoge Einrichtungen für jüngere Behinderte, die über keine beruflichen Erfahrungen und keine abgeschlossene Ausbildung verfügen. Das Angebot umfasst sowohl berufsvorbereitende Maßnahmen als auch die Berufsausbildung selber. Problematisch ist bei beiden Einrichtungen häufig die wohnortferne Lage, die mit der Internatsunterbringung die Belastungen für die Betroffenen erhöht und zu problematischen Diskontinuitäten führen kann.

Rehabilitationseinrichtungen für psychisch Kranke und Behinderte: RPK sind stationäre Modelleinrichtungen, die Maßnahmen der medizinischen Rehabilitation und Hilfen zur Teilhabe am Arbeitsleben bieten. Sie sind noch nicht flächendeckend ausgebaut. In einigen Regionen erfüllen Übergangseinrichtungen eine ähnliche Funktion und bieten eine medizinische, psychologische, psychosoziale und rehabilitative Komplexleistung. Aktuelle konzeptuelle Weiterentwicklungen sind u. a. teilstationäre Angebote.

Integrationsfachdienst: Die Aufgabe des Integrationsfachdienstes umfasst die Beratung, Unterstützung und Vermittlung schwerbehinderter Menschen ebenso wie die Information und Beratung von Arbeitgebern. Dabei sollen sie Schwerbehinderten helfen, sich auf eine Tätigkeit auf dem allgemeinen Arbeitsmarkt vorzubereiten, einen geeigneten Arbeitsplatz zu finden und die Wiedereingliederung durch Beratung, psychosoziale Betreuung der Betroffenen sowie Beratung der Arbeitgeber zu unterstützen und zu begleiten. Konzeptuell ist die Arbeit der Integrationsfachdienste dem oben beschriebenen supported employment Ansatz ähnlich.

Darüber hinaus gehören die begleitenden Hilfen im Arbeitsleben zum Aufgabengebiet des Integrationsfachdienstes. Zielgruppe sind schwerbehinderte Beschäftigte auf dem allgemeinen Arbeitsmarkt. Durch die Bemühungen soll ein soziales Absinken schwerbehinderter Arbeitnehmer und ihre berufliche Ausgliederung verhindert werden. Maßnahmen sind Beratung, psychosoziale Betreuung aber auch finanzielle Unterstützungsmaßnahmen für die Betriebe.

Die beschriebenen Einrichtungen und Dienste stellen die wichtigsten institutionellen arbeitsrehabilitativen Hilfen in Deutschland dar. Darüber hinaus gibt es vielfältige weitere Angebote in Form von unterschiedlichsten Qualifizierungsmaßnahmen, die von freien Bildungsträgern durchgeführt werden oder anderen Leistungen der beruflichen Rehabilitation. Im Einzelfall ist zu prüfen, inwieweit sie für die Bedürfnisse psychisch Erkrankter geeignet sind. Häufige Probleme nicht speziell für psychisch

Kranke und Behinderte konzipierter Maßnahmen sind wohnortferne Lage, fehlende bzw. zu geringe psychosoziale Begleitung
und Überlastung durch schon zu Beginn der Maßnahme lange
Arbeitszeiten und hohe Leistungsanforderungen.

2.4 Psychoedukative Verfahren

2.4.1 Beschreibung des Verfahrens

Psychoedukative Behandlungsverfahren stellen ein zentrales Bindeglied dar, um die von professioneller Seite initiierten Behandlungsverfahren optimal mit dem Selbsthilfepotential von Patienten und Angehörigen zu kombinieren. Die Tatsache, dass diesem
der Verhaltens- und Gesprächstherapie sehr nahestehendem Therapieverfahren ein eigenständiges Kapitel innerhalb der „Psychosozialen Therapien" zugedacht wird, macht deutlich, wie sehr
sich psychosoziale Interventionen als „Bündel konkreter Methoden und Vorgehensweisen" innerhalb einer multimodalen Be-
handlungskette verstehen und sich keinesfalls im Gegensatz zur
biologischen Psychiatrie oder Psychotherapie befinden (siehe
Vorwort des Buches).

Primär wurde diese Behandlungsform bei schizophren erkrankten Patienten entwickelt, um die medikamentöse Basisbehandlung durch ein verhaltenstherapeutisch orientiertes Maßnah-
menbündel zu unterstützen (Anderson et al. 1981). Dabei sollte
die edukative Seite dieses Programms sicherstellen, dass die Patienten und Angehörigen durch Information und Aufklärung
über die Erkrankung und die erforderlichen Behandlungsmöglichkeiten mehr Verständnis und Akzeptanz für die Medikation
entwickeln. Die mehr psychotherapeutisch ausgerichteten Elemente sollten die Coping-Fähigkeiten der Patienten fördern und
die Problemlöse- und Kommunikationsfertigkeiten innerhalb der
Familie verbessern.

In den letzten zwei Jahrzehnten hat die Fülle an Behandlungsformen nicht nur im medikamentösen Bereich, sondern auch

und vor allem auf dem psychosozialen Sektor rasant zugenommen. Dies spiegelt sich z.B. in der Zunahme von Ratgeberbüchern, Therapieführern und neuen Therapierichtungen wider. Selbst für professionell Tätige ist es nicht leicht, aus diesem breiten Behandlungsangebot das für die einzelnen Patienten jeweils günstigste Therapiebündel herauszufiltern. Um die Akzeptanz auch für die erforderlichen psychosozialen Maßnahmen zu wecken und die langfristige Behandlungsbereitschaft zu sichern, bedarf es – ähnlich wie bei der Medikation – vor allem zu Behandlungsbeginn intensiver Bemühungen zur Compliancesicherung auch auf diesem Gebiet.

Wenn die Patienten bewusst und überzeugt an ihrer Behandlung mitwirken, kann – unabhängig von der diagnostischen Zugehörigkeit – mit besseren Therapieerfolgen gerechnet werden (Kampman & Lehtinen 1999). Dies spricht für die Einbeziehung psychoedukativer Therapiemaßnahmen in das Routinetherapieprogramm einer psychiatrisch/soziotherapeutisch tätigen Einrichtung.

Generell beinhaltet jeder psychiatrisch-psychotherapeutische Umgang mit Patienten psychoedukative Elemente. Und die Frage, ob Psychoedukation nur eine Mediatorfunktion einnimmt oder eine eigenständige Psychotherapieform darstellt, wird je nach Standpunkt und eigener Sichtweise unterschiedlich beantwortet werden. Die Arbeitsgruppe „Psychoedukative Interventionen bei schizophrenen Psychosen", in der 13 auf diesem Gebiet wissenschaftlich tätige Institutionen in Deutschland zusammenarbeiten (siehe Abschnitt 2.3.10), hat einige Aspekte herausgestellt, die als psychoedukations-spezifisch betrachtet werden müssen.

In Anlehnung an diese Operationalisierung kann Psychoedukation folgendermaßen definiert werden: „Unter Psychoedukation werden systematische didaktisch-psychotherapeutische Interventionen zusammengefasst, um die Patienten und ihre Angehörigen über die Hintergründe der Erkrankung und die erforderlichen Behandlungsmaßnahmen zu informieren, das Krankheitsverständnis und den selbstverantwortlichen Umgang mit der Krankheit zu fördern und sie bei der Krankheitsbewältigung zu unterstützen. Die Wurzeln der Psychoedukation liegen in der Verhaltenstherapie und enthalten je nach konzeptueller Ausrichtung auch gesprächspsychotherapeutische Elemente" (Arbeitsgruppe Psychoedukation, 2003).

Zentrale Elemente der Psychoedukation

Typisch für psychoedukative Interventionen ist die Fokussierung auf eine interaktive Informationsvermittlung bei gleichzeitiger Kombination mit einer situationsadäquaten emotionalen Entlastung (Tabelle 2).

Diesem Aspekt kommt eine besondere Bedeutung zu, da die zu vermittelnden Informationen zunächst als „Zumutung und Kränkung" empfunden werden (Diagnose einer „schizophrenen Psychose", „mangelnde Ich-Stärke" bei depressiven Entwicklungen, „Vermeidungsverhalten" bei Angsterkrankungen, „Suchtpersönlichkeit", „Co-Abhängigkeit" bei Angehörigen, etc.). Damit unterscheiden sich edukative Interventionen bei psychiatrischen Erkrankungen ganz wesentlich von Aufklärungsgesprächen bei

Tabelle 2. Zentrale Themen der Psychoedukation. (Modifiziert nach Bäuml, Pitschel-Walz, Kissling 1996)

Informationsvermittlung
- Symptomatik, Diagnose
- Ursachen (V/S-Modell)
- Akuttherapie
- Langzeittherapie (medikamentöse Rezidivprophylaxe, psychotherapeutische Behandlungen, soziotherapeutische Maßnahmen, Rehabilitationsprogramme)
- Selbsthilfestrategien (Gesundheitsverhalten, Früherkennung, Krisenmanagement)

Emotionale Entlastung
- Angstreduktion (Stigmatisierung, Chronifizierung)
- Trauerarbeit (Adaption der Lebensperspektive)
- Entlastung von Schuld- und Versagensgefühlen
- Relativierung der vermeintlichen Einmaligkeit des eigenen Schicksals
- Erfahrungsaustausch mit anderen
- Kontakt mit Schicksalsgenossen
- Kontaktaufnahme mit Selbsthilfegruppen
- Mut und Hoffnung geben

rein somatischen Krankheitsbildern wie Diabetes, Hochdruck oder Operationen usw., dem durch das Präfix „psycho"-edukativ auch rein formal Rechnung getragen werden soll.

Durch Psychoedukation sollen die für eine gute Krankheitseinsicht und Compliance unerlässlichen „missing links" erarbeitet werden. Die Therapeuten nehmen gleichsam die Rolle eines Dolmetschers ein, um die übergeordneten Gesetzmäßigkeiten des Krankheits- und Behandlungsprozesses an die subjektive Sichtweise der Patienten und Angehörigen zu adaptieren. Die partnerschaftliche Begegnung mit den Patienten selbst und der respektvolle Umgang mit deren Meinungen über Entstehung, Verlauf und Behandlung psychischer Erkrankungen werden hierbei als essentiell betrachtet. Ziel ist die Erarbeitung eines funktionellen Krankheitskonzeptes, das auf der Basis des Vulnerabilitäts-Stress-Bewältigungs-Modells als kleinstem gemeinsamen Nenner die Integration und Kombination von professionellen Therapieverfahren und individuellen Selbsthilfestrategien erlaubt. Hierdurch kann eine nachhaltige Verbesserung des Behandlungsergebnisses erwartet werden.

Bei schizophrenen Psychosen besteht hierbei das Spezifikum, dass gerade die Bearbeitung der mangelnden Krankheitseinsicht das zentrale Anliegen der Psychoedukation darstellt. Dies trifft zwar bei vielen anderen Erkrankungen auch zu, dass die Patienten nur eine mangelnde Behandlungswilligkeit ihrer Erkrankung erkennen lassen. Während dieses Vermeidungsverhalten bei Depressionen, Zwängen, Suchterkrankungen etc. oft das Zeichen eines suboptimalen Copings darstellt, handelt es sich bei schizophrenen Patienten sehr oft um krankheitsbedingte Blockierungen der inneren Freiheitsgrade, die einen kognitiven Überstieg auf argumentativer Basis oft längere Zeit nicht erlauben. Die behutsame supportiv-psychoedukative Bearbeitung dieses „Schwebezustandes" stellt die adäquate Form der Psychotherapie bei akut und postakut erkrankten schizophrenen Menschen dar.

Formen psychoedukativer Interventionen

Im Prinzip können psychoedukative Programme in Einzelsitzungen mit dem Patienten durchgeführt werden. Bei entsprechenden personellen und organisatorischen Voraussetzungen sollten aber psychoedukative Gruppen in die Regelversorgung einfließen, um zum einen die Aufklärungs- und Informationsarbeit zu ökonomisieren und zweitens sowohl die allgemeinen Wirkfaktoren (Universalität des Leidens, Gruppenkohäsion, Rekapitulation, Katharsis, Hoffnung, existenzielle Einsicht) wie auch die spezifischen Wirkmomente (Feedback und Unterstützung erhalten und geben, Altruismus, Modelllernen, Rollenspiele) einer Gruppentherapie gezielt zu nutzen.

Aufgrund der bedeutenden Rolle des familiären Umfeldes für den Genesungsprozess empfiehlt sich die Einbeziehung von Angehörigen. Dies kann in Form von parallel angebotenen psychoedukativen Angehörigengruppen erfolgen (bifokaler bzw. bilateraler Ansatz), oder aber unter bestimmten Bedingungen (ausreichende Zahl von Therapeuten; langfristige Intervention möglich; Bereitschaft der Familien; Indikation etc.) auch in Form von psychoedukativer Arbeit mit einzelnen oder mehreren Familien. Häufig sind psychoedukative Elemente in die kognitiv orientierte Verhaltenstherapie von Patienten oder in eine verhaltenstherapeutisch ausgerichtete Familientherapie integriert (Fiedler 1996).

Um den einzelnen Patienten mit ihrem jeweiligen Krankheitsbild entsprechend gerecht zu werden und die Intervention optimal nutzen zu können, sind diagnosenspezifische Programme vorzuziehen.

Das Setting für psychoedukative Programme kann unterschiedlich sein. Es gibt Angebote während des stationären Aufenthaltes der Patienten sowie ambulante Maßnahmen und psychoedukative Interventionen, die in der stationären Phase der Patienten starten und dann ambulant weitergeführt werden. Die Interventionen finden in Psychiatrischen Kliniken statt, in Einrichtungen des komplementären Bereichs, Praxen niedergelassener Psychiater oder auch in den Wohnungen der betroffenen Familien, sowie kombiniert an den verschiedenen genannten Orten.

Der Begriff „Psychoedukation" wird in der Literatur sowohl für einmalige Informationsveranstaltungen als auch für längerfristige Interventionen, die sich über mehrere Monate erstrecken, verwendet. Je mehr Zeit für die psychoedukative Intervention zur Verfügung steht, desto mehr bewegt sich der Schwerpunkt von einer rein edukativen zu einer mehr psychotherapeutischen Maßnahme mit vorwiegend verhaltenstherapeutischer Ausrichtung.

Überblick über deutschsprachige psychoedukative Programme in der Behandlung von schizophrenen und schizoaffektiven Psychosen

Im deutschsprachigen Raum haben sich mittlerweile eine ganze Reihe psychoedukativer Programme etabliert, die in vielen Kliniken und teilstationären bzw. ambulant-komplementären Einrichtungen zum festen Behandlungsprogramm gehören. Zur Veranschaulichung werden die in manualisierter Form vorliegenden Gruppenkonzepte tabellarisch kurz dargestellt, die Literaturangaben hierzu sind im Gesamtverzeichnis zu finden. Diese Tabelle erhebt keinen Anspruch auf Vollständigkeit und muss ständig der allgemeinen Entwicklung von neuen Konzepten angepasst werden.

Organisatorischer Rahmen für bifokale Patienten- und Angehörigengruppen

Wichtig ist eine Automatisierung des Einladungsmodus sowohl für Patienten wie auch Angehörige. Die Einladung der Patienten und auch deren Angehörigen sollte die Regel sein, die Nichteinladung eher die Ausnahme. Informationsschreiben und Ankündigungsblätter parat halten. Logistische Voraussetzungen klar regeln, z.B. wie die Teilnehmer von den verschiedenen Stationen zum Gruppenraum gelangen sollen.
- Hellen, freundlich gestalteten Raum bereit halten. Stuhlkreis, Flipchart oder Tafel. Bei Bedarf auch Tageslichtschreiber, Videorecorder bzw. Beamer etc.

Tabelle 3. Überblick über deutschsprachige psychoedukative Programme in der Behandlung von schizophrenen und schizoaffektiven Psychosen

Autor(en)/Jahr	Programm (Abkürzung)	Anteil Psychoedukation	Zielgruppe	Sitzungszahl
Amering, Sibitz, Gössler & Katschnig, 2002	Wissen – genießen – besser leben	psychoedukative Elemente	Patienten	Pat.: 9
Andres, Pfammater & Brenner, 2002	Therapiemanual zur Psychoedukation und Krankheitsbewältigung (PKB)	psychoedukative Elemente	Bifokal für Patienten und Angehörige	Pat.: 23–25 Ang.: 6
Bäuml, Pitschel-Walz, Kissling, 1996	Psychoedukative Gruppen für Patienten und Angehörige (PIP)	Schwerpunkt Psychoedukation	Bifokal für Patienten und Angehörige	Pat.: 8 Angeh.: 8
Behrendt, 2001	Meine persönlichen Warnsignale	Schwerpunkt Psychoedukation	Patienten	Pat.: 12
Behrendt, 2004	Psychoedukative Gruppen für Angehörige schizophren oder schizoaffektiv Erkrankter	Schwerpunkt Psychoedukation	Angehörige	Ang.: offen, mindestens 8
Berger, Friedrich & Gunia, 2004	Psychoedukative Familienintervention (PEFI)	psychoedukative Elemente	Mehrere Familien	Fam.: 10 + 1 Booster
Brenner, 1989	Therapieprogramm zum Umgang mit Medikamenten	psychoedukative Elemente	Patienten	Pat.: 25–30 –
Brenner, 1990	Therapieprogramm zum Umgang mit Symptomen	psychoedukative Elemente	Patienten	Pat.: 25–30 –
Buchkremer & Fiedler, 1982	Angehörigentherapie bei schizophrenen Patienten	psychoedukative Elemente	Angehörige	Angeh.: 20
Deger-Erlenmaier, Heim & Sellner, 1997	Die Angehörigengruppe	psychoedukative Elemente	Angehörige	Ang.: offen

Tabelle 3 (Fortsetzung)

Autor(en)/Jahr	Programm (Abkürzung)	Anteil Psycho- edukation	Zielgruppe	Sitzungszahl
Fiedler, Nieder- meier & Mundt, 1986	Gruppenarbeit mit Angehörigen schizo- phrener Patienten	psychoedukative Elemente	Angehörige	Ang.: offen, mindestens 6 Monate (14-tägig)
Hager & Land- mann, 2004	Optimal Treatment Project (OTP)	psychoedukative Elemente	einzelne Familien	Fam.: 20–25
Hahlweg et al., 1995	Familienbetreuung schizophrener Patien- ten	psychoedukative Elemente	einzelne Familien	Fam.: 20–25
Kieserg & Hor- nung, 1996 (2. Aufl.)	Psychoedukatives Training für schizo- phrene Patienten (PTS)	Schwerpunkt Psychoedukation	Patienten, ergänzend Angehörigen- gruppen	Pat.: 15
Kissling, Rummel & Pitschel-Walz, 2003	Alliance Psychoedu- kations-Programm	Schwerpunkt Psychoedukation	Patienten und Angehörige	Pat.: 1–12 Ang.: 1–12
Klingberg, Schaub & Con- radt, 2003	Rezidivprophylaxe bei schizophrenen Störungen	psychoedukative Elemente	Einzelgesprä- che, bifokal Patienten und Angehörige	Pat.: 13 + max. 20 nach Bedarf Ang.: 8
Kraus, Schmalz- ried & Wittpoth, 1995 (2. Aufl.)	Frühsymptom- management	psychoedukative Elemente	Patienten er- gänzend 1 Sitzung mit Vertrauens- person	Pat.: 10–12 + 6 Booster Ang.: 1
Luderer, 1991	Schizophrenie – Le- ben mit der Krank- heit (Folienset)	Schwerpunkt Psychoedukation	Bifokal Patien- ten und An- gehörige	Pat.: offen Ang.: offen
Schaub, 2003	Bewältigungsorien- tierte Therapie (BOT)	psychoedukative Elemente	Patienten, er- gänzend Angehörigen- gruppen	Pat.: 12–16 Ang.: 8
Schmitz-Niehus & Erim, 2000	Problemlösetraining für schizophrene Pa- tienten	psychoedukative Elemente	Patienten	Pat.: 15

Tabelle 3 (Fortsetzung)

Autor(en)/Jahr	Programm (Abkürzung)	Anteil Psycho-edukation	Zielgruppe	Sitzungszahl
Süllwold & Herrlich, 1998	Psychologische Behandlung schizophren Erkrankter	psychoedukative Elemente	Einzeltherapie für Patienten, ergänzend Angehörigengruppen	Pat.: individuell Ang.: 12
Wiedl, 1993	Bewältigungsorientiertes Programm	psychoedukative Elemente	Patienten	Pat.: 1 Jahr (1× wö)
Wienberg, 2003 (3. Aufl.)	Schizophrenie zum Thema machen (PEGASUS)	Schwerpunkt Psychoedukation	Patienten, ergänzend Angehörigengruppen	Pat.: 14 Ang.: 10

- Die Patientengruppen treffen sich in der Regel ein- bis zweimal wöchentlich, ca. 60 Minuten Dauer, 8–12 Teilnehmer. Integration in den Tagesablauf, in der Regel insgesamt 6–20 Treffen.
- Die Angehörigengruppen finden in der Regel 14-tägig zusammen, ca. 90–120 Minuten Dauer, etwa 12–18 Teilnehmer. Am besten abends, insgesamt ca. 4–20 Treffen.
- Die Leitung wird in der Regel von Ärzten und Psychologen durchgeführt, als Co-Leiter fungieren häufig Sozialpädagogen, Mitglieder des Pflegepersonals oder auch Mitarbeiter aller anderen Berufsgruppen.

2.4.2 Wirkfaktoren und Ziele

Bisher lassen sich zu den Wirkfaktoren bei psychoedukativen Interventionen noch keine allgemeinverbindlichen Aussagen machen. Zum einen ist die „Methode Psychoedukation" noch nicht endgültig definiert und zum anderen gibt es zu den Wirkfaktoren auch noch keine umfassenden empirischen Untersuchungen. Dennoch soll aus einer erfahrungsgestützten Warte versucht werden, die mutmaßlichen therapeutisch entscheidenden Momente in unspezifische und spezifische Wirkfaktoren einzuteilen.

Wie bei allen psychotherapeutisch orientierten Verfahren bedeuten die aus der humanistischen Psychotherapie sich ableitenden Variablen wie unbedingte Wertschätzung, empathisches Eingehen auf die Teilnehmer und Echtheit und Selbstkongruenz der Gruppenleiter eine conditio sine qua non. Auch das Ernstnehmen der Teilnehmer und der respektvolle Umgang mit deren Überzeugungen und Erklärungsmodellen, die von der wissenschaftlichen Evidenz abweichen können, stellen ganz wesentliche Prinzipien dar. Darüber hinaus liegt der Focus auf einem bedürfnis- und ressourcenorientierten Vorgehen, um bildungsunabhängig den Menschen die Diskussion über ihre Erkrankung zu ermöglichen. Durch den persönlichen Erfahrungsaustausch der Teilnehmer untereinander und den Aufbau einer Schicksalsgemeinschaft wird gezielt versucht, Mut und Hoffnung zu induzieren.

Spezifisch psychoedukativ ist der Versuch, die komplizierte Fachinformation mit laiengerechten Worten sehr anschaulich und didaktisch geschickt aufbereitet zu vermitteln. Nach dem Prinzip „Wissen ist Macht" soll den Teilnehmern signalisiert werden, dass der tradierte hierarchische Wissensvorsprung der professionellen Helfer zugunsten einer solidarisch-partnerschaftlichen Informationsweitergabe umfunktioniert werden soll. Dadurch soll den Betroffenen das Gefühl des „Durchblicks" mit „Aha-Erlebnissen" ermöglicht werden. Speziell sollen hierbei die so genannten „Missing links" zur Sprache kommen, die Laien vermissen, was das Verständnis von biosomatischen und psychosozialen Zusammenhängen betrifft. Insbesondere der scheinbare Widerspruch zwischen Chemie und Seele muss durch ein integratives biopsychosoziales Gesamtmodell aufgelöst werden. Dadurch soll die Einsicht in die Krankheit und die erforderlichen Behandlungsmaßnahmen schrittweise vertieft werden. Durch Struktur und Ordnung hinsichtlich der vielfältigen therapeutischen Einzelelemente soll Verständnis für ein übergeordnetes Gesamtkonzept aufgebaut werden. Durch zweiseitige Informationsvermittlung soll signalisiert werden, dass eine faire Information über die Vor- und Nachteile der vorgeschlagenen Behandlungsmethode versucht wird; dies stellt einen bewussten Kontrast zur tradierten Persuasionsmethode dar, in der die Sachverhalte einseitig und autoritär direktiv vermittelt wurden.

Bei allem Verständnis für abweichende Meinungen der Teilnehmer müssen die Gruppenleiter aber eine klare Grundposition hinsichtlich der wissenschaftlichen fundierten Erkenntnisse zur Erkrankung vertreten, um eine berechenbare Orientierungshilfe für alle Betroffenen zu sein. D.h., die als notwendig erachteten Behandlungsschritte dürfen nicht beliebig minimalisiert werden; gleichzeitig wird jedoch Respekt und Achtung vor davon abweichenden Meinungen gezollt, und es wird um anhaltende Gesprächsbereitschaft der skeptischen Teilnehmer geworben.

Bei den Ausführungen wird gezielt auf die unzweifelhaft vorhandenen Stärken und Talente der Einzelnen verwiesen, eine einseitige Defizitorientierung wird bewusst vermieden. Wichtig ist auch der Aspekt der Trauerarbeit; dadurch soll den Betroffenen eine bessere Akzeptanz des krankheitsbedingten „So seins" ermöglicht werden mit zumindest vorläufiger Relativierung des bisher favorisierten Gesundheitsideals mit gezielter Verdrängung der krankheitsimmanenten Vulnerabilität. Die dabei automatisch zur Sprache kommende Sinnfrage bedarf einer behutsamen und taktvoll humanen Vorgehensweise mit Focussierung darauf, dass Vulnerabilität und Erkrankungsneigung in speziellem Maße auch Ausdruck einer besonders gelagerten Individualität und Einzigartigkeit darstellen.

Die bewusste Einbeziehung der Angehörigen in das Therapiekonzept und die Erweiterung deren protektiven Potentials sind ebenfalls ein Spezifikum psychoedukativer Interventionen.

Durch Förderung des informierten selbstverantwortlichen Umgangs mit der Erkrankung auf Seiten der Patienten mit Vertiefung ihrer „Expertenrolle" und durch Stärkung der „Co-Therapeuten"-Funktion der Angehörigen soll es zur optimalen Verzahnung der professionellen Therapieverfahren mit den individuellen Selbsthilfestrategien kommen. Dadurch soll die Gesundung unterstützt bzw. eine Verbesserung des Krankheitsverlaufes erreicht werden.

Unabhängig von der jeweiligen Diagnose werden bei den Patienten folgende *allgemeine Ziele* angestrebt:
- umfassende Aufklärung über die Erkrankung und deren Behandlungsmöglichkeiten
- Vermittlung eines hilfreichen Krankheitskonzeptes mit Verbesserung der Krankheitseinsicht
- Förderung von Compliance für weitere therapeutische Maßnahmen
- die Reduktion von Ängsten, die mit der Erkrankung verbunden sind
- die Stärkung einer gesundheitsförderlichen Lebensweise
- die Verbesserung der Copingfähigkeiten und des Krisenmanagements
- die Vermittlung von Hoffnung.

Dazu kommen weitere *Ziele für die Angehörigen* der Erkrankten:
- emotionale Entlastung der Angehörigen
- Verbesserung des subjektiven Befindens der Angehörigen
- Verbesserung der Fähigkeiten zur Bewältigung von Krisen und zur Unterstützung bei Krisen
- Verbesserung des innerfamiliären Umgangs im Hinblick auf die Erkrankung (EE-Konzept).

2.4.3 Indikationen und Kontraindikationen

Unabhängig von der diagnostischen Zugehörigkeit gibt es kaum Kontraindikationen. Lediglich eine Limitierung der Gruppenfähigkeit durch Getriebenheit und Unruhe (z. B. akute Manie), Einschränkungen der Aufnahmefähigkeit durch schwere formale Denkstörungen (schizophrene Psychosen) oder selbstverständlich schwer depressiv-suizidale Verstimmungszustände, die eine Verschlechterung des Befindens durch Konfrontation mit krankheitsbezogenen Fakten ganz allgemein befürchten lassen, sollten zur vorübergehenden Unterbrechung der Gruppenteilnahme führen. Auch mangelndes Sprachverständnis mit der Gefahr von Missverständnissen oder erhebliche Intelligenzeinbußen können limitierende Faktoren darstellen.

Die Patienten sollten so früh als möglich in die Gruppen integriert werden. Auch Ersterkrankte sollen bei gesicherter Diagnose in die Gruppen eingeschlossen werden, um einer bei wiederholten Krankheitsrezidiven drohenden Chronifizierung möglichst frühzeitig entgegenzuwirken.

Bei Einladung der Angehörigen müssen die Patienten vorher um ihr Einverständnis gefragt werden, sofern es sich nicht um Patienten-unabhängige Gruppen, die ausschließlich für Angehörige gedacht sind, handelt.

Die elaboriertesten psychoedukativen Verfahren liegen bei schizophren Erkrankten vor (Bäuml et al. 1996, Behrendt 2001/2004, Buchkremer et al. 1997, Hahlweg et al. 1995, Kieserg & Hornung 1996, Luderer 1995, Pitschel-Walz et al. 2001, Schaub 1999, Stark 1992, Wienberg 1995). Mittlerweile gibt es auch bei affektiven Erkrankungen (Mahnkopf & Rahn 1997, Pitschel-Walz et al. 2003, Schaub 2000, Schaub & Goldmann 2000, Simoneau et al. 1999), bei Zwangserkrankungen (Tynes et al. 1992), bei Angst- und Belastungsstörungen (Allen et al. 1997, Cox et al. 1994, Lubin et al. 1998, Margraf 1998), bei Essstörungen (Davis et al. 1997), bei Suchterkrankungen (Elliot & Walters 1997, Stanton & Shadish 1997), bei Persönlichkeitsstörungen (Gunderson et al. 1997, Schmitz 1998), bei primären Insomnien (Riemann & Backhaus 1995) und bei dementiellen Erkrankungen (Ehrhardt et al. 1998, Förstl & Geiger-Kabisch 1995, Haupt et al. 2000, Kurz et al. 1987, Romero 1991, Stuhlmann 1997) erste Ansätze von psychoedukativen Interventionen, um professionelles Wissen und Laienkompetenz möglichst effizient miteinander zu verknüpfen.

Siehe ergänzend hierzu die Literaturangaben in Tabelle 3.

2.4.4 Kombination mit anderen Therapieverfahren

Psychoedukative Maßnahmen verstehen sich als psychiatrisch-psychotherapeutische Basisinterventionen mit strukturierter Integration in einen Gesamtbehandlungsplan. Jedes psychiatrisch-psychotherapeutische Tun impliziert psychoedukatives Arbeiten. In diesem Sinne stellt psychoedukatives Vorgehen gleichermaßen eine große Klammer dar, um den Patienten ein Gespür und Verständnis für das Ineinandergreifen der einzelnen Therapieelemente im Rahmen eines multimodalen Gesamtbehandlungsplans zu vermitteln. Im Zentrum stehen hierbei die medikamentösen und basalen psychosozialen Behandlungsmaßnahmen. Dadurch soll es zu einer gezielten Stärkung des Selbsthilfepotentials von Patienten und Angehörigen kommen. Psychoedukation kann also als „Pflicht" für alle Patienten bezeichnet werden, um sie für weitere „Kür"-Verfahren in Form weiterführender psychotherapeutischer und soziotherapeutischer Behandlungsschritte zu befähigen. Selbstredend werden auch während weiterführender und anspruchsvollerer Therapieverfahren immer wieder psychoedukative Einzelbausteine erforderlich sein, um die Kenntnis über das Krankheitskonzept und die Behandlungseinsicht inklusive Compliance nachhaltig zu vertiefen.

In der Regel werden die ersten psychoedukativen Behandlungsschritte im Rahmen einer stationären Akutbehandlung erfolgen mit allmählicher Überführung in die ambulante Langzeittherapie. Im Sinne einer fortwährenden „Boosterung" werden auch langfristig psychoedukative Behandlungselemente erforderlich sein.

2.4.5 Evidenz

Im Bereich der Schizophrenie konnten zahlreiche Studien die Wirksamkeit psychoedukativer Programme unter Einbezug der Familien belegen. Es wurde eine Reduktion der Rückfallrate um 20 bis 30 Prozentpunkte (Pitschel-Walz et al. 2001), eine Reduktion der Belastung von Angehörigen, eine Verbesserung des Krankheitswissens, eine Verbesserung der Compliance (Kissling 1994), eine Verbesserung der sozialen Adaption, eine Verbesserung der Lebensqualität sowie eine Reduktion der Kosten nachgewiesen. Diese Kostenreduktion von rund 25% wurde vor allem durch die Reduktion von stationären Wiederaufnahmen und die

Verringerung der Verweildauer erreicht (Pitschel-Walz & Engel 1997).

In anderen Bereichen der Psychiatrie liegen erst wenige randomisierte Studien (Hornung & Feldmann 2000, Wiedemann & Buchkremer 1996) zu den Effekten psychoedukativer Interventionen vor (Reduktion von Belastung bei Angehörigen von Patienten mit Demenz – Ostwald et al. 1999), größere Behandlungsbereitschaft und Erfolgsquote durch psychoedukative Familienintervention bei Patienten mit Drogenmissbrauch – Stanton & Shadish (1997), Verbesserung der Compliance bei bipolar Erkrankten – Cochran (1984), Verbesserung des krankheitsbezogenen Wissens bei Partnern von bipolar-manisch Erkrankten – v. Gent & Zwart (1991), klinisch signifikante Verbesserung bei einem größeren Anteil der Patienten mit affektiver Erkrankung durch psychoedukative Familienintervention im stationären Setting – Haas et al. (1986), Verbesserung des Medikamentenwissens und der Compliance bei Patienten mit affektiver Erkrankung – Peet & Harvey (1991), deutlichere Reduktion depressiver Symptomatik bei Patienten mit psychoedukativer Intervention – Metaanalyse von Cuijpers (1998).

Es ist erwiesen, dass psychoedukative Angebote für Patienten oder für deren Angehörige auf hohe Resonanz und Akzeptanz stoßen, das Informationsbedürfnis der Betroffenen befriedigen, als hilfreich erlebt werden und die Kooperationsbereitschaft von Patienten wie Angehörigen verbessern.

Psychoedukation als psychosoziale Basisbehandlung für möglichst alle Patienten und deren Angehörige hat sich bewährt und sollte deshalb unverzichtbarer Teil des Routinebehandlungsangebotes werden.

2.4.6 Sozialrechtliche Aspekte

Aus Artikel 2 des Grundgesetzes, in dem die Freiheit der persönlichen Entscheidung definiert wird, leitet sich die Aufklärungspflicht des Arztes gegenüber den Patienten ab. Ein Patient darf in aller Regel nur dann behandelt werden, wenn dieser sein Einverständnis zur Behandlung gegeben hat. Dies gilt insbesondere auch für die mit gewissen Risiken behaftete medikamentöse Therapie. Psychoedukatives Vorgehen kann deshalb auch als Maßnahme betrachtet werden, der ärztlichen Aufklärungspflicht nachzukommen. Im Rahmen eines bifokalen Ansatzes gilt es aber gleichzeitig, die im § 203 StGB geregelte Schweigepflicht den Angehörigen gegenüber zu achten. Krankheitsspezifische Geheimnisse dürfen also nur mit Zustimmung der Patienten an die Angehörigen weitergegeben werden; falls Patienten dies – zumeist krankheitsbedingt – ablehnen, ist darauf zu verweisen, dass der § 203 StGB die Kontaktaufnahme mit den Angehörigen und ein Gespräch über allgemeine Aspekte der Erkrankung und Behandlung nicht einschränkt (Luderer 1995).

Der Anspruch auf spezifische psychoedukative Interventionen ist bisher sozialrechtlich nicht weiter geregelt. Aus den bereits aufgeführten Gründen mit Verweis auf die basistherapeutische Bedeutung der psychoedukativen Verfahren kann der Anspruch auf Integration in das therapeutische Gesamtkonzept jedoch unschwer abgeleitet werden. Die im psychoedukativen Verfahren enthaltenen Aspekte werden vorerst im Rahmen der unter Abschnitt 2.3.4 skizzierten Therapieelemente abgedeckt. Im ambulanten Sektor spielen diese psychoedukativen Elemente während der psychiatrisch-nervenärztlichen bzw. psychotherapeutischen Behandlung eine große Rolle, sind aber nicht im EBM berücksichtigt. Im komplementären Bereich werden spezifisch psychoedukative Aspekte vor allem auch in den Beratungsgesprächen bei Sozialpsychiatrischen Diensten, Tagesstätten, Rehabilitationseinrichtungen usw. mit abgedeckt.

Im Rahmen der Neuformulierung des § 37 a SGB V können viele psychoedukative Elemente i. R. der Soziotherapie umgesetzt werden. Hierbei ist selbstverständlich eine engmaschige Absprache und Zusammenarbeit erforderlich zwischen den verordnenden Psychiatern/Nervenärzten und den Leistungserbringern für Soziotherapie. Auch während der psychiatrisch-psychotherapeutisch-nervenärztlichen Sprechstundentätigkeit findet psychoedukative Arbeit in der Beratung von Patienten und Angehörigen statt. Auch wenn diese Leistungen nicht von Ärzten selbst er-

bracht werden können, so ist die Delegation nicht spezifisch ärzt-
lich-psychotherapeutischer Informationseinheiten an Sozialpädagogen sicher ein Gewinn und Vorteil für chronisch psychisch
kranke Menschen im Rahmen der Langzeitbetreuungskonzepte.

2.4.7 Finanzierung

Bisher gibt es für psychoedukative Interventionen keine spezifischen Abrechnungsmöglichkeiten. Im stationären Bereich erfolgt
die Finanzierung im Rahmen des globalen psychiatrisch-psychotherapeutischen Behandlungsbudgets. Im ambulanten und komplementären Bereich können psychoedukative Behandlungselemente
mittlerweile – siehe Abschnitt 2.3.6 – innerhalb soziotherapeutischer Behandlungsmaßnahmen verwirklicht werden (§ 37 a
SGB V).

Weitere Finanzierungsmöglichkeiten dürften sich künftig durch
die vom Gesetzgeber neu geschaffene Versorgungsform der „IV
2004" (Integrierte Versorgung) ergeben.

Die Arbeitsgruppe „Psychoedukation bei schizophrenen Erkrankungen" hat es sich zu einem ihrer vorrangigen Ziele gemacht, dass psychoedukative Interventionen in den Katalog der
verordnungs- und erstattungsfähigen Leistungen aufgenommen
werden.

2.4.8 Ausbildung

In der Regel werden psychoedukative Gruppen von psychiatrisch-
psychotherapeutisch tätigen Ärzten und/oder Psychologen geleitet. Als Co-Leiter kommen prinzipiell alle anderen in der Psychiatrie tätigen Berufsgruppen infrage. Insbesondere Sozialpädagogen mit ihrem spezifischen Wissen hinsichtlich sozialtherapeu-
tischer Aspekte und ihrer Vertrautheit mit den praktischen Le-
bensnöten der Patienten sind hierzu speziell prädisponiert. Gleichermaßen gilt dies auch für Mitglieder des Pflegepersonals, die
aus ihrer täglichen Begegnung mit den Patienten und auch den

Angehörigen oft am besten über deren Unsicherheiten, Ängste und Verletztheiten Bescheid wissen.

Zu Beginn ihrer psychoedukativen Tätigkeit sollten Gruppenleiter zumindest über psychotherapeutische Grundfertigkeiten verfügen und mit den Grundprinzipien der Gruppenführung vertraut sein.

Nach Aneignung der theoretischen Kenntnisse (Literatur, Ausbildungsworkshops, -seminare) sollte sich der praktische Kompetenzerwerb in vier Stufen vollziehen:

1. Teilnahme als Co-Leiter bei einem erfahrenen psychoedukativen Gruppenleiter. Hierbei Übernahme der Protokollführung, Bearbeitung der Rating-Skalen etc.
2. Eine eigene Gruppe leiten, während ein erfahrener Kollege/eine Kollegin als Co-Leiter fungiert. Dieser/diese gibt jeweils differenzierte Rückmeldung über das Leitungsverhalten, bei Bedarf kann er/sie dann auch während der Gruppenzusammenkunft direkt intervenieren.
3. Durchführung einer eigenen Gruppe, als Co-Leiter nimmt ein unerfahrener Therapeut teil. Nach jeder zweiten bis vierten Gruppe erfolgt jeweils ein ausführliches Supervisionsgespräch mit einem erfahrenen Kollegen/einer Kollegin.
4. Selbstständige und alleinverantwortliche Gruppenleitung mit Einarbeitung neuer interessierter Kollegen. Regelmäßige Kontakte zu anderen Gruppenleitern. Teilnahme an psychoedukativen Fort- und Weiterbildungsveranstaltungen.

2.4.9 Evaluation und Dokumentation

Im Rahmen der routinemäßigen Durchführung psychoedukativer Verfahren dient die fortlaufende Dokumentation der Inanspruchnahme und der Effekte (z. B. Psychopathologie, Behandlungszufriedenheit, krankheitsspezifisches Wissen, Compliance im prä-post-Vergleich) vor allem der Qualitätssicherung (Behrendt, Pitschel-Walz 2003). Die Berücksichtigung der psychoedukativen Therapiemaßnahmen im BADO-Instrumentarium ist vorgesehen. Durch den Einsatz eines Rückmeldungsbogens, der von den Teilnehmern nach Beendigung der Gruppe ausgefüllt wird, können darüber hinaus wertvolle Hinweise für eine bedürfnisorientierte Ausrichtung der psychoedukativen Maßnahmen gewonnen und dadurch weitere Verbesserungen ermöglicht werden.

Das Führen einer Teilnahmeliste und die Anfertigung eines kurzen Gruppenprotokolls versteht sich von selbst.

Für die Durchführung größerer kontrollierter wissenschaftlicher Studien können selbstverständlich weitere Instrumente in Abhängigkeit von den zu prüfenden Fragestellungen einbezogen werden.

2.4.10 Arbeitsgruppe „Psychoedukation bei schizophrenen Erkrankungen"

Im Herbst 1996 kam es zur Bildung einer Arbeitsgruppe von 13 auf diesem Sektor wissenschaftlich arbeitenden Einrichtungen bzw. einer nervenärztlichen Praxis. Der Extrakt dieses Expertengremiums liegt in publizierter Form als Konsensusbuch vor (Arbeitsgruppe „Psychoedukation bei schizophrenen Psychosen", 2003). Die unter Abschnitt 2.3.1 zitierte Definition von „Psychoedukation" wurde von dieser Expertenrunde verabschiedet und stellt auch die Grundlage für die hier aufgeführte Beschreibung des psychoedukativen Vorgehens dar.

Die Namen der Mitglieder dieser Arbeitsgruppe, die an der Erstellung des Konsensbuches mitgewirkt haben, sind nachfolgend in alphabetischer Reihenfolge aufgeführt:

J. Bäuml (München), B. Behrendt (Homburg), M. Bender (Herborn), W. P. Hornung (Bonn), M. Jensen (Hamburg), S. Klingberg (Tübingen), R. Lägel (Leipzig), H.-J. Luderer (Weinsberg), G. Pitschel-Walz (München), M. Puffe (Leipzig), A. Schaub (München), H. Schönell (Neuss), B. Sibum (Paderborn), F. M. Sadre-Chirazi-Stark (Hamburg), K. Stengler-Wenzke (Leipzig), G. Wiedemann (Frankfurt), G. Wienberg (Bielefeld).

2.5 Bewegungstherapie und Sport als psychosoziale Therapien

2.5.1 Beschreibung der Verfahren

Eine einheitliche und umfassende Beschreibung der angewandten Verfahren ist aufgrund der Heterogenität der Maßnahmen und der Unschärfe der Begriffsdefinitionen schwer möglich. Gemeinsam ist den hier zusammengefassten Maßnahmen, dass sie in der Regel als Gruppenangebot durchgeführt werden und körperliche Aktivierung im Vordergrund steht. Die Maßnahmen entwickelten sich aus Ansätzen der Physiotherapie, der Sportpädagogik, der Sportmedizin, des Behindertensports und der Rehabilitationsmedizin. Bewegungstherapie und Sport wurden nicht primär für die Behandlung psychisch Kranker entwickelt. Zum Einsatz kommen daher in der Regel spezifische, auf diese Zielgruppe abgestimmte Verfahren, die nur einen Teilbereich der in Bewegungs- und Sporttherapie eingeführten Maßnahmen umfassen.

Die im Rahmen psychosozialer Therapie durchgeführten Verfahren werden in der Versorgungsrealität unter verschiedenen Überbegriffen angeboten. Diese unterscheiden sich u. a. im zugrundeliegenden theoretischen Konzept, in Zielgruppe, Organisationsform und Kostenträgerschaft. Zur Orientierung dienen die folgenden Begriffsdefinitionen (Längle et al. 2000):

„Bewegungstherapie ist ein übergeordneter Begriff für alle Verfahren, die Bewegung als Therapie in Form ärztlicher Verordnung einsetzen (z. B. auch Physiotherapie). Sie wird vom Fachtherapeuten geplant und dosiert, gemeinsam mit dem Arzt kontrolliert und mit dem Patienten alleine oder in der Gruppe durchgeführt" (Bundesausschuss für Bildung, Gesundheit und Wissenschaft des Deutschen Sportbundes 1993).

„Sporttherapie ist eine bewegungstherapeutische Maßnahme, die mit geeigneten Mitteln des Sports gestörte körperliche, psychische und soziale Funktionen kompensiert, regeneriert, Sekundärschäden vorbeugt und gesundheitlich-orientiertes Verhalten fördert. Sie beruht auf biologischen Gesetzmäßigkeiten und bezieht beson-

ders pädagogische, psychologische und sozialtherapeutische Verfahren ein und versucht eine überdauernde Gesundheitskompetenz zu erzielen." (Deutscher Sporttherapeuten Bund 1986).

„Gesundheitssport ist eine aktive, regelmäßige und systematische körperliche Belastung mit der Absicht, Gesundheit in all ihren Aspekten, d. h. somatisch wie psychosozial, zu fördern, zu erhalten oder wiederherzustellen. Gesundheitssport umfasst den Präventionssport, die Bewegungs- und Sporttherapie sowie den Rehabilitationssport. Da Sport auch mit gesundheitsbezogenen Risiken verbunden sein kann, müssen die Inhalte dosiert und in Anlehnung an die individuellen Voraussetzungen ausgewählt werden" (Bundesausschuss für Bildung, Gesundheit und Wissenschaft des Deutschen Sportbundes 1993).

„Behindertensport ist Vereinssport von Personen mit körperlicher, geistiger oder seelischer Funktionsbeeinträchtigung. Behindertensport umfasst den Rehabilitationssport (...), den Breitensport und den Leistungssport Behinderter" (Deutscher Behinderten-Sportverband 1999).

„Rehabilitationssport definiert sich im Sinne des sozialen Leistungsrechts als ergänzende Leistung zur Rehabilitation, die im Rahmen der für einzelne Sozialleistungsbereiche (GKV, GKR, GUV) geltenden Vorschriften den Betroffenen vom Arzt verordnet und in Gruppen unter ärztlicher Betreuung ausgeübt wird. (...) Rehabilitationssport umfasst bewegungstherapeutische Übungen im Rahmen regelmäßig abgehaltener Übungsveranstaltungen, die von einem Übungsleiter mit besonderem Qualifikationsnachweis (Lizenz) geleitet werden müssen" (Deutscher Behinderten-Sportverband 1999).

2.5.2 Wirkfaktoren und Ziele

Über spezifische Wirkfaktoren der sporttherapeutischen und physiotherapeutischen Ansätze für psychiatrische Patienten gibt es kaum gesicherte Erkenntnisse. Die theoretische Basis für die

Maßnahmen ist meist schmal (Krietsch und Heuer 1997). Die Konzepte entstehen in der Regel praxisgeleitet am konkreten Bedarf. Dabei werden immer neue Zielgruppen „entdeckt", wie Angstpatienten (Broocks et al. 1998), Suchtkranke (Scheid et al. 1996) und gerontopsychiatrische Patienten. Diskutiert werden im Wesentlichen unspezifisch und indirekt wirksame Faktoren wie die Verbesserung der Körperwahrnehmung, die Steigerung der körperlichen Leistungsfähigkeit oder das Selbsterleben in der Gruppe. Dadurch soll, je nach Maßnahme und Art der vorliegenden Erkrankung, eine Anregung der Eigenaktivität, erhöhte Leistungsfähigkeit bei Alltagsbelastungen, gestärktes Selbstbewusstsein, Verbesserung der sozialen Kompetenz sowie Überwindung von Anhedonie und sozialer Passivität bewirkt werden.

In Abhängigkeit vom Kontext, in dem ein Verfahren eingesetzt wird, können die Ziele stark variieren: Im therapeutischen Gesamtkonzept einer Klinik beispielsweise verfolgen bewegungstherapeutische Maßnahmen z.T. diagnosespezifisch therapeutische Ziele (z.B. Überwindung von Körperschemastörungen). Darüber hinaus sind sie diagnostisch von Bedeutung. Die Physiotherapeuten tragen durch ihre Beobachtungen im bewegungstherapeutischen Behandlungssetting zur psychosozialen Diagnostik im Gesamtteam bei. Im Gegensatz dazu stehen im ambulanten Setting, beispielsweise im Rahmen des Rehabilitationssports, neben den gesundheitlichen und sportiven Aspekten Effekte wie Tagesstrukturierung, Freizeitgestaltung, Einschätzen der eigenen Leistungsfähigkeit, Kontaktfähigkeit, Eigenaktivität und letztlich eine verbesserte soziale Integration als Ziele im Vordergrund. Die Charakteristika ausgewählter Maßnahmegruppen/Behandlungssettings sind in Tabelle 4 zusammengestellt.

2.5.3 Indikation und Kontraindikation

Die Indikation für Bewegungstherapie und Sport ist im Wesentlichen unabhängig von der psychiatrischen Diagnose. Die Auswahl der spezifischen therapeutischen Maßnahme und das „Setting" (Einzelbehandlung, Partnerübungen, Gruppenbehandlung) orien-

Tabelle 4. Behandlungssettings

	Bewegungstherapie	Sporttherapie	Rehabilitationssport
Durchführende Berufsgruppe	1. Physiotherapeuten z. T. mit Zusatzausb. 2. Sport- und/oder Gymnastiklehrer 3. Dipl.-Sportlehrer und -pädagogen	1. Sport- und/oder Gymnastiklehrer 2. Dipl.-Sportlehrer und -pädagogen	Übungsleiter und Sportlehrer mit Zusatzausbildung
Zielsetzung	*Körperwahrnehmung, Bewegungsgefühl, Überwindung von Körperschema-Störungen, positives Körpergefühl, Verbesserung von Antrieb und Eigenaktivität, soziale Kompetenzen in der Gruppe, Regulierung von Nähe und Distanz, Materialerfahrung, Realitätswahrnehmung*	*Bewegung, Stimulation, Leistungssteigerung, Erhöhung der Frustrationstoleranz durch Erfolge und Misserfolge, Erwerb sozialer Kompetenzen in der Gruppe, sportspezifische Kompetenzen, Realitätswahrnehmung*	*Freizeitgestaltung durch Sport, Stabilisierung, soziales Netzwerk, Selbstständigkeit, Prävention, körperliches Training, Integration in den Verein (d.h. gemeindenahe Rehabilitation)*
Inhalte	Körperwahrnehmungs- und Entspannungsübungen, Rhythmische Übungen mit Musik, Atemübungen, Koordinationsübungen, Bewegungsspiele, Partnerübungen	kleine und große Spiele, Sportspiele, funkt. Gymnastik, Elemente verschiedener Sportarten	sportartspezifisch (z.B. Volleyball, Gymnastik, Klettern, Rudern, Schwimmen, Hockey, Wandern, Badminton)
Belastungsintensität	dosierbare Belastung nach Eigeneinschätzung	dosierbare Belastung nach Eigeneinschätzung	sportliche Belastung, bis hin zum „Schwitzen"
Gruppenform	wechselnde Pat. der Klinik	wechselnde Pat. der Klinik	offene Sportgruppe mit Höchstteilnehmerzahl
Häufigkeit/ Dauer	bis zu 5×/Woche/ während stationärer/ teilstationärer Behandlungsepisode (Fortführung sinnvoll)	mindestens 3×/Woche/ während stationärer/ teilstationärer Behandlungsepisode (Fortführung sinnvoll)	nach Angebot/während stationärer/teilstationärer Behandlungsepisode (Fortführung sinnvoll)

Tabelle 4 (Fortsetzung)

	Bewegungstherapie	Sporttherapie	Rehabilitationssport
Teilnahme	nach Therapieplan freiwillig oder Pflicht	nach Therapieplan freiwillig oder Pflicht	freiwillig, selbstorganisiert
Bezeichnung	Klinische Bewegungstherapie	klinischer Sport	Rehabilitationssport, Freizeitsport
Wer verordnet?	ärzt. Teil des Gesamtbehandlungsplans	ärzt. Teil des Gesamtbehandlungsplans	Hausarzt/Psychiater
Finanzierung	Pflegesatz	Pflegesatz	Rehasportverordnung

tieren sich jedoch stark an der Zielgruppe. Von Bedeutung dafür ist das Alter, der körperliche Trainingszustand, die Akuität der psychischen Erkrankung, Gruppenfähigkeit sowie ggf. die spezifische Psychopathologie.

Bei entsprechender individueller Anpassung der Maßnahme unter Berücksichtigung eventueller körperlicher Begleiterkrankungen oder Medikamenteneffekte (z. B. Reduktion der Herzfrequenzvariabilität unter Neuroleptika (Rechlin 1994)) bestehen keine gesicherten Erkenntnisse über relevante unerwünschte Begleitwirkungen. Risiken wie Unfallgefahr bei gefährdeten Patienten müssen jedoch berücksichtigt werden.

2.5.4 Kombination mit anderen Therapieverfahren

Grundsätzlich sind bewegungstherapeutische Maßnahmen mit jeder Form psychiatrischer Behandlung kombinierbar und in jeder Form des Behandlungssettings (ambulant, teilstationär und stationär) einsetzbar. Beachtet werden muss jeweils der individuelle psychische und körperliche Befund sowie ggf. vorhandene unerwünschte Wirkungen der anderen Behandlungselemente, z. B. der Medikamente (s. Kontraindikation).

2.5.5 Evidenz

Während eine Vielzahl von Untersuchungen zur Wirksamkeit von Sport auf die psychische Befindlichkeit bei Gesunden vorliegen (Schwenkmezger und Schlicht 1994), finden sich deutlich weniger wissenschaftliche Arbeiten zur Bedeutung von Sport oder Bewegungstherapie für die Behandlung psychisch Kranker (zur Übersicht s. Kleine et al. 1990, Broocks et al. 1997, Längle et al. 2000). Lediglich die Wirkung von Sport auf die Psychopathologie bei leichten bis mittleren depressiven Störungen ist häufig untersucht, zumindest kurzfristige Effekte auf die Stimmung wurden nachgewiesen (Blumenthal et al. 1999, Broocks et al. 1997). Erste Studien weisen auf ähnlich gute Effekte bei Angst- und Panikstörungen hin (Broocks et al. 1998, Sexton et al. 1989). Der Wirkmechanismus ist allerdings noch umstritten. Psychologische Effekte werden ebenso angeführt wie biologische Veränderungen (Weyerer und Kupfer 1994). Die meisten Untersuchungen zur Wirksamkeit von Sport bei Schizophrenen stammen aus den 80-er Jahren, sie beschränken sich im Wesentlichen auf physiologische Fragestellungen (Deimel 1983) oder kurzfristige Interventionseffekte wie Aktivitätssteigerung oder Stimmung (zur Übersicht Kleine et al. 1990). Bezüglich der Effekte auf den Rehabilitationsverlauf und die soziale Integration wurden nur naturalistische Studien publiziert (vgl. Längle et al. 2000). Auch für die Suchterkrankungen liegen bisher kaum aussagekräftige Studien vor, Zusammenhänge von Sport und der Abstinenzrate werden jedoch postuliert (Meyer und Broocks 2000).

2.5.6 Sozialrechtliche Aspekte und Finanzierung

Innerhalb des Komplexleistungsangebotes einer stationären Einrichtung (z. B. Akutklinik, Rehabilitationsklinik) sind bewegungstherapeutische Maßnahmen integriert. Für den Bereich der stationären Behandlung in einer Akutklinik beispielsweise sind im Rahmen der Psychiatrie-Personalverordnung (Kunze und Kaltenbach 2003) für die jeweiligen Behandlungsbereiche Zeitwerte für

Physiotherapie festgeschrieben. Auch im Rahmen von „Maßnahmen zur Wiedereingliederung", die durch den Sozialhilfeträger finanziert sind (z. B. Wohnheime), werden gelegentlich bewegungs-
und sporttherapeutische Maßnahmen eingesetzt. Die Finanzierung ambulanter Angebote hängt stark von der Art der Maßnahme ab, die Krankenkassen sind hier nur ein möglicher Kostenträger neben anderen. Das Spektrum rezeptierfähiger Maßnahmen
im Rahmen der Heilmittelrichtlinien gemäß § 92 SGB V ist eng
und vom Umfang her stark begrenzt. Spezifische Angebote für
psychisch Kranke werden von niedergelassenen Physiotherapeuten nur vereinzelt angeboten. Eine tragfähige Finanzierung beispielsweise für ambulanten Rehabilitationssport für psychisch
Kranke fehlt, da die bereitgestellten Mittel sich an dem Finanzbe-
darf von Großgruppenangeboten für somatisch Kranke (z. B. sog.
Koronarsportgruppen) orientieren. Die mancherorts mögliche
Verordnung von Rehabilitationssport findet daher nur selten eine
Entsprechung im Angebot.

2.5.7 Evaluationskriterien, Ausbildung und Dokumentation

Physiotherapie und Sporttherapie werden eher in stationären
Einrichtungen durchgeführt, der Rehabilitationssport hat seinen
Schwerpunkt im ambulanten Bereich. Die Unterschiede in Durch-
führung und Zielsetzung sind Tabelle 1 zu entnehmen.
    Eine Umfrage in 67 psychiatrischen Kliniken (Müller-Lütken
1989) ergab eine Therapeuten-Betten-Relation von 1:96. Die
Durchführung der Maßnahmen lag vor allem in den Händen von
Gymnastiklehrern (22%), Krankengymnasten (19%), Masseuren/
Bademeistern und Sportlehrern (je 15%). Ähnliche Ergebnisse
fanden sich zuvor bei Deimel (1983). Innerhalb der einzelnen
Ausbildungsgänge spielt die Behandlung psychisch Kranker kaum
eine Rolle. In der Ausbildung der Physiotherapeuten beispielsweise wurde Psychiatrie erst 1994 in den Katalog der Pflichtfächer
aufgenommen, eine spezifische Weiterbildung existiert nicht. Die
wenigen Lehrbücher beschränken sich auf spezielle Methoden
oder einzelne Patientengruppen (Krietsch und Heuer 1997, Gräff

1989). In der Sportwissenschaft gewinnt Gesundheits- und Rehabilitationssport zunehmend an Bedeutung, in diesem Rahmen
sind in der Ausbildung erste Schwerpunktbildungen im Bereich
Psychiatrie/Psychosomatik erkennbar (Pfeifer 1999). So ist beispielsweise auf die Zusatzweiterbildung „Rehabilitationswesen"
der ärztlichen Weiterbildungsordnung hinzuweisen. Übungsleiter
im Behindertensport können in einzelnen Bundesländern die
Qualifikation als „Übungsleiter Psychisch Kranke" erlangen. Min-
destanforderungen an die Qualifikation der Anbieter können derzeit noch nicht formuliert werden. Von einer standardisierten
oder zumindest manualisierten Durchführung der Maßnahmen
sind die meisten Angebote der Sport- und Bewegungstherapie in
der Behandlung psychisch Kranker noch weit entfernt. Entsprechend besteht keine einheitliche, einrichtungsübergreifende Form
der Dokumentation.

2.6 Wohnen und Unterstützung bei der Teilhabe am sozialen Leben

In diesem Kapitel werden die Funktionsbereiche Wohnen und
Unterstützung bei der Teilhabe am sozialen Leben beschrieben
(Kulenkampff 1990). Der gesamte hier beschriebene Komplex hat
zum Ziel, psychisch Kranken und Behinderten eine Position an
ihrem Lebensort zu geben, in der sie die Sicherheit einer Wohnung, eine soziale Einbindung in Freizeit und Tagesstruktur, fi-
nanzielles Auskommen sowie Hilfen in kritischen sozialen und
gesundheitlichen Situationen erhalten, auch wenn sie diese nicht
mehr aktiv abrufen können.

Anders als in den vorhergehenden Kapiteln handelt es sich bei
den im Folgenden dargestellten Maßnahmen nicht um Therapieverfahren im eigentlichen Sinne, sondern um Organisationsformen
von Psychosozialer Therapie und um milieutherapeutische Ansätze. Sie werden hier wegen ihrer besonderen praktischen Bedeutung
und wegen der bereits beschriebenen Abhängigkeit Psychosozialer
Therapieverfahren vom jeweiligen Setting beschrieben.

2.6.1 Betreute Wohnformen

Wohnen gehört zu den Grundbedürfnissen der sozialen Sicherung. Das Bundessozialhilfegesetz nennt die Wohnung an zweiter Stelle nach der Ernährung als Mittel zum notwendigen Lebensunterhalt (Bundesministerium 1988). Wohnen als psychosoziale Hilfe wird unter dem Oberbegriff „Betreutes Wohnen" oder „Beschützendes Wohnen" zusammengefasst. Damit werden Wohnformen bezeichnet, in denen psychisch kranke und behinderte Menschen ihren Lebensalltag weitgehend frei und eigenständig gestalten, dabei aber je nach ihren Bedürfnissen auf eine kontinuierliche Unterstützung und Betreuung zurückgreifen können.

Historisch gesehen war die Funktion des Wohnens vor dem Beginn der Psychiatrie-Reform in den 60-er Jahren dramatisch vernachlässigt. Der Tradition der Heil- und Pflegeanstalten folgend wohnten psychisch Kranke, die nicht in ihrer Familie blieben, in großer Zahl in den so genannten Langzeitbereichen der psychiatrischen Fachkrankenhäuser, die inzwischen zu elenden Massenquartieren verkommen waren. Die einzige Alternative waren noch vereinzelt bestehende Reste von Familienpflege, die die Zeit des Nationalsozialismus überdauert hatten.

Es lassen sich heute folgende Organisationsformen von betreuten Wohnformen unterscheiden:

Betreutes Einzelwohnen: Eine eigene Wohnung ist wie für die meisten psychisch Gesunden die angestrebte und optimale Wohnform. Die notwendigen Hilfen (s.u.) werden an diesem „normalen" Lebensort zur Verfügung gestellt (Kauder 1997).

Betreute Wohngruppen: Es handelt sich um kleine, etwa zwei bis vier Personen umfassende Wohngemeinschaften. Die Hilfen bestehen im Wesentlichen in durchschnittlich zwei Besuchen des Betreuers pro Woche, bei denen aktuelle Fragen des Alltagslebens besprochen werden: Einkaufen und Selbstversorgung, Ordnung und Sauberkeit der Wohnung, Kontakt mit den Nachbarn, Tagesstruktur, behördliche oder finanzielle Angelegenheiten, Wahrnehmung von Arztterminen etc. In manchen Fällen ist auch praktische Unterstützung und gemeinsames Tun gefragt. Der Personalschlüssel für diese Form des betreuten Wohnens liegt in der Regel bei 1:12. Weiterentwicklungen intensivieren die Betreuung und beziehen weitere Professionen mit ein (z. B. psychiatrische Fachkrankenpflege oder Hauswirtschafterinnen).

Dezentraler Wohnverbund im Heimstatus: In diesem Fall bleiben die Patienten in eigener Wohnung wohnen oder leben allein bzw. in kleinen Gruppen in einer vom Heimträger angemieteten Wohnung. In der Regel sind diese Wohnungen wie Satelliten um einen Heimbereich angesiedelt. Dieser Heimbereich ist gleichzeitig das soziale Zentrum des Verbundes. Die Notwendigkeit durchgehend autonomer Lebensführung und die Kompetenzen, sich selbst zu versorgen, sind bei diesen Bewohnern gegenüber den Menschen im Betreuten Wohnen reduziert. Sie erhalten mehr Betreuung und mehr praktische Unterstützung im Alltag, z. B. Essen im Stammhaus des Heimes, ggf. tägliche Besuche eines Betreuers, tagesstrukturierende Beschäftigung, wenn notwendig Unterstützung bei der regelmäßigen Medikamenteneinnahme, etc. Die Hilfen sind flexibel und gemäß den Bedürfnissen der Betroffenen gestaltbar.

Übergangswohnheim: Wie der Name ausdrückt, handelt es sich um eine zeitlich befristete Maßnahme (in der Regel bis zwei Jahre) mit stärker rehabilitativem Charakter. Das Übergangshaus stellt ein Milieu dar, in dem Patienten soziale Alltagskompetenzen (wieder)erlernen und trainieren und sich mit der Krankheit und ihren Folgen auseinandersetzen. In der Regel wird die Zeit des Übergangswohnens auch genutzt, um einen Wiedereinstieg ins Arbeitsleben zu trainieren und zu planen oder erste Arbeitserfahrungen in rehabilitativen Kontexten zu machen.

Dauerwohnheim: In diesen Heimen besteht grundsätzlich das Angebot an die behinderten oder psychisch kranken Bewohner, dort ohne zeitliche Befristung zu wohnen. Im Idealfall bietet das Milieu genügend Unterstützung und fördert gleichzeitig Selbstständigkeit und Eigenverantwortung. Die Bewohner werden aktiv in die Tagesgestaltung einbezogen, um so Kompetenzen in Alltagsfertigkeiten wieder zu erwerben bzw. zu erhalten. Häufig werden tagesstrukturierende Beschäftigungsangebote im Heim vorgehalten. Andere Bewohner arbeiten tagsüber außerhalb der Wohneinrichtung, in der Regel in Werkstätten für psychisch Behinderte. Einige gemeinschaftsfördernde Angebote sind verpflichtend, andere sind freiwillig. Die Betreuungsintensität variiert; in Einzelfällen ist eine Nachtwache im Hause anwesend oder ein Bereitschaftsdienst ist verfügbar. Bei älteren Bewohnern besteht die Notwendigkeit, auch pflegerische Hilfen vorzuhalten.

Die Qualität eines Wohnheims misst sich neben den baulichen und personellen Vorgaben v. a. an der Gestaltung des Milieus, das zwischen ausreichender Versorgung und Unterstützung einerseits und Förderung und Erhalt von sozialen Fähigkeiten bei Vermeidung von Überforderung andererseits zu balancieren ist. Kleine Einrichtungen oder dezentral organisierte Wohnstätten haben sich dabei praktisch als günstiger erwiesen als größere Heime, die Gefahr laufen, vergleichbare Strukturen wie die früheren Langzeitbereiche der Großkrankenhäuser zu entwickeln.

Familienpflege: Diese Form, chronisch psychisch Kranken und Behinderten einen Wohnort außerhalb psychiatrischer Institutionen zu bieten, besitzt eine bis ins Mittelalter zurückreichende Tradition. Historisch am bekanntesten ist der belgische Ort Gheel, in dem im Jahre 1945 noch 3700 Pfleglinge in Familien lebten. Heute ist diese nicht mehr zeitgemäße Form der Behausung in „Kolonien" (Meurice 1976) im Aussterben begriffen. Held (1989) schuf zunächst in Paris, dann in Bonn den heutigen Standard der Familienpflege. In der Regel wohnt ein „Hausgenosse" (gelegentlich und maximal können es zwei sein) in der Familie. Er besitzt selbstverständlich seinen eigenen Wohnbereich und kann so die Intensität seiner Beziehung zur Familie selbst gestalten. Es hat sich erwiesen, dass eher Menschen im mittleren Lebensalter und eher Frauen in der Familienpflege reüssieren und dass der Erfolg in hohem Grade von der „Eignung" der Familie abhängig ist. Im Einzugsgebiet des psychiatrischen Fachkrankenhauses Bonn leben zur Zeit 35 Menschen in dieser Weise in Familien. Das Bonner Modell hat sich an etlichen anderen Orten etabliert (Schmidt-Michel 1992).

„Hotel plus": Psychisch kranke wohnungslose Menschen können hier ihren Platz finden und können in ihrer Beziehungsaufnahme so distanziert bleiben, wie sie das auch auf der Straße sind, nämlich allein: allerdings mit einem Dach über dem Kopf in ihrem Hotelzimmer – einem Einzelzimmer mit Nasszelle, welches von der Kommune bezahlt wird (§ 72 BSHG). Es gibt psychosoziale Begleitangebote, deren Akzeptanz allerdings nicht Voraussetzung für das Wohnen in der Einrichtung ist (Schmalz 1999).

2.6.2 Ziele und Wirkfaktoren

Das allgemeine Ziel dieser Maßnahmen ist die Schaffung eines sicheren und ausreichend Unterstützung bietenden Lebensortes mit der hohen Priorität, die das BSHG dem Wohnen als Elementarbedürfnis zuweist.

Wirkfaktoren sind:
– der Ausgleich von behinderungsbedingten Defiziten,
– die Rückgewinnung verlorengegangener Alltagsfertigkeiten,
– Autonomieförderung,
– Pflege und Fürsorge,
– Verbesserung der Behandlungs-Compliance.

2.6.3 Indikationen und Kontraindikationen

Unter psychisch Kranken und Behinderten sind vor allem jene auf eine beschützte Unterkunft angewiesen,
– deren soziales Beziehungsgefüge brüchig geworden ist oder die den Kontakt zur „normalen" Umwelt infolge lang dauernder Erkrankung verloren haben
– denen es schwerfällt, aus eigener Kraft den Zugang zu Vermietern, Ämtern und anderen Stellen zu finden, die um Vergabe von Mitteln zur Existenzsicherung anzugehen sind
– die nur in eingeschränktem Maße oder gar nicht mehr zu einer planvollen Haushaltsführung imstande sind
– die ohne Beistand zu verwahrlosen drohen.

Eine beschützende Wohnumgebung kommt aber auch jenen psychisch Kranken und Behinderten zugute,

- die für die Zeit ihrer Rekonvaleszenz einen Schon- und Rückzugsraum benötigen
- denen das Wohnen zusammen mit einer Gruppe von Menschen, die das gleiche Schicksal tragen, ein soziales Lern- und Übungsfeld eröffnet
- die im Rahmen eines belastenden Wiedereingliederungsprozesses in Arbeit und Beruf eines stützenden und tragenden Hintergrundes bedürfen.

Die Indikation für Betreutes Wohnen richtet sich nicht nach Diagnosegruppen, sondern nach dem individuellen Hilfe- und Unterstützungsbedarf. Unter diesen Aspekten lassen sich vereinfachend folgende Gruppen unterscheiden:

- Jüngere psychisch Kranke, deren Sozialisation und beruflicher Entwicklungsstand nicht ihrem Alter und ihren Fähigkeiten entspricht.
- Psychisch Kranke, die beim Wiedereintritt in den Lebensalltag sowohl eines tragfähigen sozialen Hintergrundes als auch Hilfen zum Wiedereinstieg in das Arbeitsleben bedürfen.
- Chronisch psychisch Kranke, die langfristig hospitalisiert waren und zur Bewältigung der häufig vielfältigen Behinderungsauswirkungen einer besonders intensiven, umfassenden und langfristigen Förderung zum (Wieder-)Aufbau ihrer Fähigkeiten bedürfen.
- Psychisch Alterskranke und alt gewordene psychisch Kranke, die häufig gleichzeitig unter körperlichen Behinderungen leiden und die deshalb neben der psychiatrischen Betreuung auch Pflege brauchen (Bundesministerium 1988).

Kontraindikationen für betreutes Wohnen bestehen nur dann, wenn kein entsprechender Hilfebedarf besteht und der Wunsch nach intensiver lebenspraktischer Unterstützung ausschließlich einem regressiven Bedürfnis entspricht. Schwieriger ist die Auswahl der geeigneten Wohnform, da sowohl Über- wie auch Unterforderungen der Patienten zu vermeiden sind. Häufig schränken ein nicht ausreichend differenziertes Angebot bzw. ein quantitativer Mangel eine am individuellen Hilfebedarf orientierte Platzierung ein.

Die Indikation zu einer betreuten Wohnform muss regelmäßig überprüft werden. Es wird häufig nicht gesehen, dass sich unter dem Schutz dieses Wohnens Kompetenzen entwickeln und erweitern, so dass dem Autonomiegewinn entsprechende selbstständigere Wohnformen angezeigt wären. Die an vielen Orten in Planung und Realisierung befindlichen Instrumente der personenzentrierten Rehabilitations- und Behandlungsplanung (Kauder 1997) mit regelmäßigen Überprüfungen sollen helfen, solche Fehlplatzierungen zu vermeiden. Im Kontext des beschützten Wohnens stellt sich in der letzten Zeit mit zunehmender Dringlichkeit die Frage, ob für psychisch Behinderte überhaupt die Form des Wohnens im Heim benötigt wird, oder – pragmatischer gefragt – ob die individuellen Lösungen wie z. B. der oben beschriebene dezentrale Wohnverbund nicht bei weitem den Vorrang erhalten sollten gegenüber klassischen Wohnheimen.

2.6.4 Kombination mit anderen Therapieverfahren

Betreute Wohnformen bieten die Chance, dass auch andere Therapieverfahren zur Anwendung kommen. Hintergrund dafür sind v. a. die aktive Motivation durch die Betreuer und die Unterstützung im Alltag. Dies gilt in besonderer Weise für die Medikamentencompliance, die durch aktive Motivation zu Arztbesuchen, Überwachung und Training der regelmäßigen Einnahme etc. verbessert werden kann. Hierdurch entsteht eine günstigere therapeutische und prognostische Ausgangsbasis (Häfner 1986). Psychotherapeutische Interventionen v. a. im Sinne von Psychoedukation können stimmiger und wünschenswerter integraler Bestandteil der therapeutischen und pädagogischen Angebote des Wohnkontextes sein.

2.6.5 Evidenz

Unter den Gegebenheiten deutscher gemeindepsychiatrischer Versorgungsstrukturen sind kontrollierte Studien, die eine Evaluation der beschriebenen verschiedenen Wohnformen vornehmen, bislang nicht ausreichend systematisch vorgelegt worden. Insbesondere für die Durchführung randomisierter kontrollierter Studien gibt es zwei entscheidende Hindernisse: Zum Ersten folgt die Allokation von Patienten in diese Wohnformen keinen systematisierten Kriterien, wie z. B. einem standardisiert ermittelten Schweregrad von Behinderungen (Leiße und Kallert 2002). Zum anderen verlaufen die Prozesse der Etablierung dieser Wohnformen regional unterschiedlich, und die aktuell vorgehaltenen Kapazitäten entsprechen generell nicht den publizierten Planungsgrößen (z. B. Bundesgesundheitsministerium 1988).

Dieses Forschungsdefizit ist insbesondere deshalb so gravierend, weil eine kürzlich erfolgte Untersuchung zum „Leben im Heim" (Bundesministerium für Gesundheit 1998) bei der qualitativen Analyse der Lebenssituation von Heimbewohnern eine Reihe von Defiziten aufdeckte. Diese bestehen vor allem in einem Mangel an Rückzugsmöglichkeiten und Privatheit, in einer geringen Beachtung der Intimsphäre, der häufig fehlenden Etablierung eines gemischt geschlechtlichen Milieus sowie der Dominanz des Alltagszyklus durch das Personal, der mangelnden Unterstützung individueller Bedürfnisse und nicht zuletzt im Fehlen einer alternativen sozialen (Reintegrations-)Perspektive.

Aktuell können allenfalls bezogen auf bestimmte Patientengruppen Aussagen zur Effektivität verschiedener Wohnbetreuungsformen getroffen werden. In einer Kohorten-Untersuchung chronisch schizophren Erkrankter, deren Entwicklung in fünf verschiedenen betreuten Wohnformen über einen Zwei-Jahres-Zeitraum auf verschiedenen Outcome-Ebenen evaluiert wurde (Leiße und Kallert 2000, Kallert und Leiße 2002 a und b), konnte z. B. belegt werden, dass subjektive Lebensqualitätsangaben insbesondere in Pflegeheimbereichen und sozialtherapeutischen Wohnstätten kein Maß für die Evaluation der sozialen Integration darstellen. Bei in diesen Institutionen untergebrachten Bewohnern lässt sich nur eine höchst limitierte Zahl von sozialen Kontakten finden, die sich ausschließlich auf das Wohnsetting beziehen und eine Isolation vom sonstigen Leben in der Gemeinschaft deutlich werden lassen. Auch das Niveau sozialer Behinderungen sowie der Umfang des psychiatrischen Versorgungsbedarfs bleibt bei chronisch schizophren Erkrankten, die in verschiedenen betreuten Wohnformen leben, weitestgehend stabil. In der Berliner Enthospitalisierungs-Studie, die im Hinblick auf die Wohnunterbringung nach Krankenhausentlassung eine naturalistische Verlaufsbeobachtung darstellt, wurde ein positiver Effekt insbesondere auf die Zufriedenheit mit den Wohnbedingungen gefunden (Hoffmann et al. 1998), der allerdings nicht auf spezifische Wohnbetreuungsformen bezogen werden kann.

Bislang besteht keine ausreichende Evidenz dafür, dass eine betreute Wohnform als Substitut für eine andere (z. B. Wohnheim mit hoher personeller Ausstattung als Ersatz für vollstationäre Behandlungsplätze) konzipiert werden kann und sich als vergleichbar effektiv erweist.

Darüber hinaus sind auch in England für die Enthospitalisierung in komplementäre betreute Wohnstrukturen nachgewiesene Effekte (zusammenfassende Darstellung in Shepherd und Murray 2001) für deutsche Betreuungsstrukturen nicht repliziert. Dabei handelt es sich insbesondere um eine signifikante Verbesserung von Negativsymptomen und sozialen Fertigkeiten sowie um einen Anstieg der Größe und eine „Normalisierung" sozialer Netzwerke, was mit einem geringeren Risiko stationärer Wiederaufnahmen assoziiert ist (Becker et al. 1998).

2.6.6 Sozialrechtliche Aspekte und Finanzierung

Betreute Wohnformen werden als Maßnahmen der sozialen Rehabilitation v. a. durch den Sozialhilfeträger finanziert. Die Heimunterbringung ist die sowohl sozialrechtlich als auch finanziell einzige abgesicherte beschützende Wohnform. Die Finanzierung macht das Betreiben von Heimen für die Träger in der Regel wirtschaftlich attraktiv. Für die Betroffenen gilt dieses nur bedingt, da sie mit Vermögen und Einkünften herangezogen werden und in ihrem Selbsterleben zu Sozialhilfeempfängern „absteigen". Eine Ausnahme besteht nur für diejenigen, die im Rahmen einer Maßnahme der medizinischen Rehabilitation zulasten des Rentenversicherungsträgers in einer Übergangseinrichtung (Übergangswohnheim oder Rehabilitationseinrichtung für psychisch Kranke) wohnen. Die für den weitaus größeren Teil der psychisch Kranken/Behinderten adäquatere Wohnform des Betreuten Wohnens (insbesondere, wenn dies mit zureichender Betreuungsdichte verbunden werden kann) ist weder sozialrechtlich noch finanziell abgesichert. Sie ist als ambulante Eingliederungsmaßnahme grundsätzlich Aufgabe der Kreise und Städte als den örtlichen Sozialhilfeträgern. Sie wird in der Praxis jedoch oft äußerst restriktiv gewährt, so dass vielfach die überörtlichen Sozialhilfeträger diese Hilfe als sog. freiwillige Leistung übernehmen.

Es gibt sozialrechtlichen Handlungsbedarf. Dies gilt in Bezug auf die therapeutischen Inhalte mit den vielfältigen Bestrebungen, personenbezogene Hilfeplanung zu inaugurieren. Bei der Fortentwicklung der Finanzierungsregelungen sollte erreicht werden, dass die unter Abschnitt 2.6.1 beschriebenen Wohnformen als Funktionen verstanden werden, deren Realisierung es ermöglicht, dass der Wohnplatz konstant gehalten werden kann (Verwurzelung, Integration), auch dann, wenn der Hilfebedarf sich bezüglich des Wohnens kostentechnisch ändert. In Bezug auf die Belastung der Familien und das damit verbundene Armutsrisiko ist mit der Einführung des Sozialgesetzbuches IX ein wichtiger Schritt insofern getan, als die Heranziehung der Eltern für die notwendigen Heimkosten einkommensunabhängig auf monatlich 26 Euro bis maximal 46 Euro begrenzt wurde (seit 01.01.2005, § 94 Abs. 2 SGB XII). Weitere sozialrechtliche Lösungsansätze wurden von psychiatrischer Seite der Politik als Entscheidungsgrundlage vorgelegt (Kunze 1999, Heuser 2001).

2.6.7 Kontakt- und Beratungsstellen

Kontakt- und Beratungsstellen bieten ein niederschwelliges Angebot mit meist täglichen Öffnungszeiten und ein beziehungsförderndes Milieu. Sie sind soziale Anlaufstellen, deren Besuch die Betroffenen zu nichts verpflichtet und die Möglichkeit von Beratung bietet. In der Regel beschränkt sich diese Beratung auf die Analyse der aktuellen Situation und Hinweise auf Möglichkeiten weiterer Hilfen. Ein derartiges offenes Angebot wird meist durch stärker strukturierte Angebote (Freizeitgruppen, Sport, Kochgruppen etc.) ergänzt.

Eine weitere Funktion der Kontakt- und Beratungsstellen ist die längerfristige Betreuung. Es wird nach der Kontaktaufnahme ein Hilfeplan erstellt, wenn erkennbar wird, dass der Klient aus rehabilitativem oder unterstützendem Bedarf eine Begleitung über die aktuelle Beratung hinaus benötigt und die Fähigkeit (noch) nicht (mehr) gegeben ist, Hilfen mit höherem Anspruch und höherer Schwelle aufzusuchen. In diesem Zusammenhang wird ein wesentliches Charakteristikum der niederschwelligen Kontakt- und Beratungsarbeit deutlich: Sie kommt überproportional häufig Klienten zugute, die in der so genannten „Komm-Struktur" traditioneller Hilfsdienste nicht ihren Ort finden. Umgekehrt ausgedrückt: Die niederschwelligen soziotherapeutischen Dienste der Kontakt- und Beratungsstellen sind im Bedarfsfall immer auch aufsuchende Dienste, die im erforderlichen Fall dem Klienten zu Hause zugute kommen können.

2.6.8 Tagesstätten

Die wesentliche Aufgabe von Tagesstätten ist die Tagesstrukturierung. Im Unterschied zur Einrichtung mit Kontaktstellenfunktion
bieten Tagesstätten verbindliche Anwesenheitszeiten und Beschäf-
tigungsprogramme für eine jeweils feste Gruppe chronisch psychisch Kranker und Behinderter an, und zwar regelmäßig und
täglich. Tagesstätten mit stützendem Ansatz bieten ein alltags-
praktisches (Kochen, Einkaufen, Reinigungsdienste und Ämter-
gänge) und ein freizeitpädagogisches Programm (ergotherapeu-
tisch begleitete Beschäftigung, Freizeitunternehmungen) an. Für
einige Patienten sind rehabilitativ ausgerichtete Angebote von Bedeutung. Einige Tagesstätten bieten auch arbeitstherapeutische
Programme mit unterschiedlichen Inhalten an (z.B. entsprechend
der Industrieproduktion oder der Informationstechnologie in der
Arbeitswelt) und verstehen sich als Zentren der Rehabilitations-
vorbereitung, die zu weitergehenden Hilfen der beruflichen Rehabilitation und Integration hinführen. Ebenfalls im Übergang zum
soziotherapeutischen Feld „Arbeit und Beschäftigung" bieten Tagesstätten einen Rahmen für Zuverdienstmöglichkeiten.

Zusammenfassung und Kurzfassungen

Psychosoziale Therapien und sozialpsychiatrische Basisorientierung sind vor allem bei der Behandlung chronifizierter psychiatrischer Störungen und psychischer Behinderungen unverzichtbar und entscheiden letztlich über den Behandlungserfolg. Psychosoziale Therapieverfahren reichen jedoch alleine zur Behandlung der Störungen nicht aus, sie sind nur in Kombination mit biologisch begründbaren Maßnahmen und/oder schulmäßig durchgeführter Psychotherapie denkbar.

Psychosoziale Therapien sind schon von ihrem Ansatz her weniger störungsspezifisch als biologisch oder psychotherapeutisch orientierte Behandlungsmethoden. Sie gehen stärker von der sozialen Situation und den individuell und situativ festgestellten Defiziten und Ressourcen aus als von nosologischen oder syndromatischen Zuordnungen. Andererseits sind soziotherapeutische Verfahren überwiegend am Beispiel schizophrener Störungen entwickelt und evaluiert worden. Hier liegt schon aus historischen Gründen ihre Domäne. Die Übertragbarkeit auf andere Störungsbilder ist nur teilweise empirisch gesichert. In diesem Bereich besteht vordringlicher Forschungsbedarf.

Psychosoziale Therapien sind stärker als biologische Therapien und Psychotherapie in ihrer Wirksamkeit von Fragen der Organisation und Implementierung abhängig. Andererseits überschreitet Soziotherapie notwendigerweise die üblichen Grenzen psychiatrischer Behandlung unter stationären, teilstationären oder ambulanten Bedingungen und ist vielfach dem so genannten „komplementären Bereich" zuzuordnen. Soziotherapie im engeren Sinne stellt ein Bindeglied dar zwischen medizinisch-psychiatrischer Behandlung und psychosozialem Umfeld.

Während Soziotherapie in der stationären und teilstationären psychiatrischen Behandlung, aber auch in der medizinischen, beruflichen und ergänzenden Rehabilitation (insbesondere nach der Empfehlungsvereinbarung RPK) als der Teil einer Komplexleistung eindeutig beschrieben und finanziert ist (entsprechende Hinweise finden sich z. b. in der Psychiatrie-Personalverordnung), ist die Situation in der ambulanten Behandlung und im komplementären Bereich auch auf Grund des gegliederten Sozialleistungssystems und des Behandlungsmonopols der Kassenärztlichen Vereinigung im ambulanten Bereich der Bundesrepublik Deutschland sehr unübersichtlich. Soziotherapie im Bereich der ambulanten psychiatrischen Versorgung durch niedergelassene Ärzte wird nur ausschnittsweise und zeitlich eng befristet als ärztlich verordnete und von Sozialarbeitern/Sozialpädagogen oder psychiatrischen Fachkrankenpflegekräften ausgeführte „ambulante Soziotherapie" berücksichtigt, Ergotherapie sowie Sport- und Bewegungstherapie können gegebenenfalls als Heilmittel verordnet und von niedergelassenen Ergotherapeuten beziehungsweise Krankengymnasten/Physiotherapeuten durchgeführt werden.

Im Zuge der Psychiatriereform hat sich in der Umsetzung sozialpsychiatrischer Konzeptionen eine vielfältige Landschaft von Einrichtungen und Maßnahmen etabliert, in denen auch oder vorwiegend soziotherapeutische Angebote vorgehalten werden. Dazu zählen Tagesstätten, Kontakt- und Beratungsstellen, Sozialpsychiatrische Dienste, Einrichtungen des betreuten Wohnens sowie spezielle Angebote der Beschäftigung und Arbeit für seelisch behinderte Menschen.

Neben der professionellen Hilfe spielen im soziotherapeutischen Feld Selbstbemühungen der Betroffenen (z. B. die Bewegung der „Psychose-Erfahrenen"), ihrer Angehörigen und engagierter Bürgerinnen und Bürger (psychiatrische Hilfsvereine, „Laienhilfebewegung") eine Rolle. Aufgabe der Psychiatrie ist es, derartige Initiativen zu unterstützen, fachkundig zu beraten und sich mit ihnen im Sinne einer bedarfs- und bedürfnisgerechten Versorgung und der Verbesserung von Akzeptanz und Compliance im „Trialog" zu verbünden.

Für die Wirksamkeit von Maßnahmen zur sozialen Integration psychisch kranker und seelisch behinderter Menschen ist die Überwindung gesellschaftlicher Vorurteile und Diskriminierung auf Grund der nach wie vor bestehenden Stigmatisierung von Bedeutung. Aufklärung und Maßnahmen der Antistigma-Kampagne bilden eine entscheidende Voraussetzung für die Wirksamkeit von Soziotherapie.

Auf Grund der Geschichte und der Struktur des Sozialleistungssystems in Deutschland ist Soziotherapie weniger eindeutig finanziert als biologisch orientierte Therapie oder Psychotherapie. Neben dem gewohnten Finanzierungsweg über die gesetzliche Krankenversicherung, der nur für die stationäre oder teilstationäre Behandlung und in begrenztem Umfang für die ärztlich verordnete ambulante Sozio- und Ergotherapie zutrifft, spielen hier Rentenversicherung (medizinische und berufliche Rehabilitation), Arbeitsverwaltung (berufliche Rehabilitation und Integration), Versorgungsverwaltung und Integrationsämter/Hauptfürsorgestelle (Hilfen für Behinderte) und das große Auffangbecken der umfassenden, aber nachrangigen Sozialhilfe eine Rolle. Dazu kommen freiwillige Leistungen von öffentlichen Händen und Wohlfahrtsverbänden. Für die sozialpsychiatrisch-soziotherapeutisch Tätigen ist es unerlässlich, die sozialrechtlichen Grundlagen und organisatorischen Zuständigkeiten im Detail zu kennen, um die notwendigen Hilfen auch vermitteln und finanzieren zu können.

1 Grundlagen

Psychosoziale Therapien sind neben den biologischen und psychotherapeutischen Verfahren der dritte methodische Zugang in einer modernen psychiatrischen Behandlung. Sie stehen historisch im Kontext der Sozialpsychiatrie. Eng verbunden mit den Psychosozialen Therapien und begrifflich vielerorts mit Soziotherapie gleichgesetzt ist das Konzept der Milieutherapie, unter dem im weitesten Sinne die Gestaltung von Umgebungsbedingungen, sozialen Regeln und Umgangsformen sowie die Organisation aller therapeutischen Angebote verstanden wird. Wesentliche Charakteristika Psychosozialer Therapien sind ihre Ausrichtung auf eine Änderung von sozialen Interaktionen, wobei diese Änderung nicht einseitig auf Seiten des Patienten erfolgt, sondern bewusst die Umgebung einbezieht oder sogar auf sie fokussiert, die Multiprofessionalität in der Durchführung, die Konzentration auf vorhandenen Fähigkeiten und Stärken der Betroffenen, ihre aktive Einbeziehung in die Behandlung und die Betonung der Bedeutung der sozialen Netze und Lebenswelten der Patienten.

Das zentrale Ziel aller Psychosozialen Therapien ist es, die betroffenen Personen darin zu unterstützen, ihre Fähigkeiten und Möglichkeiten in dem maximal möglichen Ausmaß zu entwickeln und dadurch das größtmögliche Maß an Selbstständigkeit und Unabhängigkeit von professioneller Hilfe zu erreichen.

Hypothesen über die Wirkfaktoren Psychosozialer Therapien stellen demzufolge auch die individuellen und sozialen Lernprozesse in den Mittelpunkt. Bezüglich der Effekte Psychosozialer Therapien sind spezifische und unspezifische Wirkungen zu unterscheiden. Unspezifische Wirkungen liegen in der allgemeinen Aktivierung, dem tagesstrukturierenden Effekt einiger Maßnahmen, der Förderung von sozialen Aktivitäten und Kommunikation oder dem regelmäßigen Kontakt zum Versorgungssystem. Die spezifischen Effekte liegen v. a. in dem erreichten Zuwachs an Fähigkeiten, Kompetenzen und Wissen.

Für den Einsatz psychosozialer Therapieformen spielen die jeweiligen Schauplätze eine wichtige Rolle. Dabei muss jedoch der Vorrang der personenzentrierten Hilfen gegenüber dem Institutionsaspekt beachtet werden. Unterschieden werden ambulante, teilstationäre und stationäre Behandlung, medizinische, berufliche und begleitende soziale Rehabilitation sowie der komplementäre Bereich. Die Zuordnung zu diesen Bereichen ist auch für die Finanzierung psychosozialer Therapien bedeutsam. Nach geltendem Sozialrecht kommen neben der Krankenversicherung auch die Sozialhilfe und andere Träger der gesetzlichen Sozialversicherung und des sozialen Entschädigungsrechtes in Frage. Vom Facharzt für Psychiatrie sind einschlägige Kenntnisse zu fordern.

2 Spezielle Verfahren

2.1 Case Management

Der Begriff des Case Management (CM) meint die auf den Einzelfall gerichtete Koordination der unterschiedlichen medizinisch-psychiatrischen und psychosozialen Hilfs- und Behandlungsangebote in der Gemeinde. CM soll dem Klienten persönliche Kontinuität in der Betreuung, einen auf seine Bedürfnisse zugeschnittenen Zugang zu unterschiedlichen Angeboten sowie Unterstützung bei der Durchsetzung seiner Rechte gewährleisten. Ziel ist es, das Leben in der Gemeinde auch mit den jeweils vorliegenden persönlichen Einschränkungen zu erleichtern oder zu ermöglichen. CM umfasst Kontaktaufnahme, Indikationsstellung, Identifizierung und Koordination der notwendigen Hilfeangebote sowie eine begleitende Überprüfung und gegebenenfalls Anpassung des Hilfepaketes.

Das Konzept des CM entstand ursprünglich im Zuge der großen Psychiatriereformen, in deren Verlauf deutlich wurde, dass die Verlagerung des Schwerpunktes psychiatrischer Versorgung aus den Krankenhäusern in die Gemeinden bestimmten Patientengruppen den Zugang zu Hilfeangeboten erschwerte. Es wurde eine Reihe verschiedener Programme entwickelt, die sich vor allem hinsichtlich der Intensität der Betreuung einzelner Klienten sowie hinsichtlich des Aufgabenspektrums des Casemanagers unterscheiden. CM richtet sich an Menschen mit schweren und/oder chronischen Beeinträchtigungen, wobei die meisten Erfahrungen für an schizophrenen Psychosen Erkrankte vorliegen. Weitere Zielgruppen, für die teilweise spezielle Programme erarbeitet wurden, sind beispielsweise Menschen mit einer Sucht/Psychose-Doppeldiagnose oder obdachlose psychisch Kranke.

Die Forschungsergebnisse zur Effektivität von CM sind uneinheitlich. In einigen kontrollierten Studien wurden positive Ergebnisse hinsichtlich verschiedener outcome-Variablen festgestellt. In Deutschland wird die Betreuung der Klienten derzeit in allen Teilen des Versorgungssystems als koordinierte, manchmal punktuell und gelegentlich dauerhaft multidisziplinäre Aktivität angesehen, der jedoch die Fragmentierung des Hilfesystems (nach Kostenträgern, Maßnahmearten, Einrichtungsarten, usw.) entgegensteht. Sozialrechtliche Ansatzpunkte für eine konzeptuelle und finanzielle Weiterentwicklung sind in den §§ 93 BSHG und 37 a SGB V zu finden. Allerdings stehen einer Anwendung der im Ausland beschriebenen und evaluierten CM-Modelle Unterschiede in den Versorgungssystemen entgegen. Bei den Krankenkassen gibt es Interesse für CM-Ansätze im Sinne der Fallsteuerung oder administrativen Begleitung Versicherter.

2.2 Ergotherapie und soziale Trainingsprogramme

Ergotherapie spielt in der psychiatrischen Behandlung historisch und aktuell eine bedeutende Rolle. Definiert ist das Verfahren als der Einsatz gezielter Aktivität zur positiven Beeinflussung von Krankheitssymptomen und Krankheitsfolgen im Sinne der Fähigkeitsstörungen nach ICF. Ergotherapie orientiert sich zunehmend an theoretischen Modellen und bedient sich unterschiedlicher Materialen und Handlungsansätze aus der alltäglichen Lebensführung, der Berufswelt (Arbeit) oder der Freizeit (Spiel). Methoden der Ergotherapie können grob klassifiziert werden in kompetenzzentrierte, interaktionelle und ausdruckszentrierte Methoden. Die Ergotherapie weist fließende Übergänge zur Arbeitsrehabilitation auf. Für den Bereich der Arbeitsrehabilitation liegen ausreichende empirische Effizienznachweise vor, während Ergotherapie an sich bis heute eher heuristisch begründet ist. Social Skills Training und kognitive Ansätze sind Verfahren, die an Bedeutung zunehmen und im therapeutischen Alltag verfügbar sein sollten.

2.3 Maßnahmen der Arbeitsrehabilitation

Unter arbeitsrehabilitativen Maßnahmen werden psychosoziale Interventionen verstanden, die systematisch auf eine Verbesserung der Arbeits- und Beschäftigungssituation psychiatrischer Patienten abzielen. Dabei fokussieren sie entweder darauf, die arbeitsbezogenen Kompetenzen einer Person zu verbessern oder auf eine gezielte Gestaltung von Umgebungsbedingungen (beschützte Arbeitsplätze), die es auch Personen mit erheblich eingeschränkten Fähigkeiten erlauben, am Arbeitsleben teilzunehmen. Für die Indikationsstellung ist zu berücksichtigen, dass personenorientierte Verfahren eher auf Fortschritt und Veränderung orientiert sind, während der zweite Ansatz meist zu einer dauerhaften Beschäftigung unter beschützenden Bedingungen führt. Arbeitsrehabilitative Programme folgen in Deutschland ganz überwiegend dem traditionellen train and place Prinzip. In Bezug auf die Raten erfolgreicher Wiedereingliederung in den Arbeitsmarkt scheint sich der Ansatz einer frühen Platzierung und einer umfassenden Betreuung am Arbeitsplatz (training on the job) als überlegen herauszustellen.

Arbeitsrehabilitative Programme sind vergleichsweise empirisch gut untersucht, v. a. im Hinblick auf ihren Einsatz bei schizophren Erkrankten. Als Effekte sind eine Verbesserung beruflicher Fähigkeiten und damit der Chancen einer erfolgreichen Eingliederung, ein Rückgang an rezidivbedingten Rehospitalisierungen und günstige Einflüsse auf die psychische Symptomatik durch kontrollierte Studien belegt.

2.4 Psychoedukative Verfahren

Unter Psychoedukation versteht man systematische, didaktisch-psychotherapeutische Interventionen für Patienten und deren Angehörige, um sie über die Hintergründe der Erkrankung und die erforderlichen Behandlungsmaßnahmen laiengerecht zu informieren. Dadurch soll es zu einer Förderung des Krankheitsverständnisses, einer effizienteren Krankheitsbewältigung und vor allem zu einer Verbesserung des selbstverantwortlichen Umgangs mit der Krankheit insgesamt kommen.

Zentrale Elemente der Psychoedukation sind die psychodidaktisch orientierte Informationsvermittlung mit gleichzeitiger emotionaler Entlastung. Durch diese psychotherapeutisch orientierte Grundhaltung soll den Patienten und Angehörigen die Akzeptanz der oft schwer annehmbaren psychischen Erkrankung erleichtert werden; dieser Aspekt der Trauerarbeit stellt einen unverzichtbaren Bestandteil der Psychoedukation dar.

Augenblicklich werden psychoedukative Interventionen zumeist in Einzelgesprächen durchgeführt, effizienter und ökonomischer sind jedoch gruppentherapeutische Sitzungen, diagnosespezifische Gruppen sind gemischten Gruppen vorzuziehen. Bei bifokalem Ansatz werden Patienten und Indexangehörige in jeweils getrennten Gruppen zur gleichen Zeit betreut, bei unifokalen Gruppen handelt es sich um die ausschließliche Fokussierung auf Patienten oder Angehörige. Bei multiple-family-groups werden Patienten und Indexangehörige von mehreren Patienten in einer Gruppe zusammengefasst, bei psychoedukativen Familientherapiesitzungen werden kognitiv-verhaltenstherapeutische Elemente für einen Patienten und dessen Indexangehörige in Kombination mit Informationsvermittlung, Kommunikationstraining, Problemlösetraining und Social Skills-Training durchgeführt.

Neben den unspezifischen Wirkfaktoren wie unbedingte Wertschätzung, empathisches Eingehen auf die Teilnehmer, respektvolles Aufgreifen von subjektiv abweichenden Meinungen und Förderung einer Schicksalsgemeinschaft wird den spezifischen Wirkfaktoren eine besondere Bedeutung beigemessen. Hierzu zählen die laiengerechte Vermittlung komplizierter Fachinformationen („Dolmetscherfunktion"), Darbietung der „Missing links", um die typischen Verstehenslücken zu schließen, damit Patienten und Angehörige zu Experten („Wissen ist Macht") ihrer Erkrankung werden können; durch klare Struktur soll ein Schutz vor Informationsüberflutung und Überstimulierung geboten werden. Durch zweiseitige Informationsvermittlung soll Zuwachs an Vertrauen in die professionellen Maßnahmen erzielt werden. Trotz klarer schulmedizinischer Grundorientierung gleichzeitiger Respekt vor subjektiven Einzelmeinungen; Fokus auf Ressourcen, keine Defizitorientierung. Adäquate Trauerarbeit fördern mit Adaption der Lebensplanung; gezielte Einbeziehung der Angehörigen, diese zur Co-Therapeutenrolle befähigen, um das protektive Potential der Familie zu stützen.

Als Ziel kann der informierte selbstverantwortliche Umgang mit der Erkrankung genannt werden. Dadurch sollen die professionellen Therapieverfahren mit den individuellen Selbsthilfestrategien optimal verzahnt werden, um Krankheitseinsicht und Compliance zu verbessern, die Rezidivprophylaxe zu fördern, den Gesundungsprozess zu unterstützen und die Informations- und Aufklärungsarbeit zu ökonomisieren.

Prinzipiell ist dieses Verfahren für alle Diagnosegruppen geeignet, bisher liegen aber überwiegend bei schizophren und affektiv erkrankten Patienten ausreichende Erfahrungen vor. Großzügige Einschlusskriterien, kaum Kontraindikationen (maniforme Zustände, schwere formale Denkstörungen, akute Suizidalität, mangelndes Sprachverständnis). Die Aus- und Weiterbildungskriterien sind noch nicht allgemeinverbindlich definiert, eine Grundqualifikation sollte jedoch im Rahmen einer vierstufigen Ausbildungskaskade (Co-Therapeut bei erfahrenem Gruppenleiter, Gruppenleiter mit erfahrenem Co-Therapeuten, Gruppenleiter mit unerfahrenem Co-Therapeuten, Supervision von anderen Gruppenleitern) ermöglicht werden.

Die Einführung von Abrechnungsmöglichkeiten im ambulanten Sektor stellt ein wichtiges Nahziel dar, um die allmähliche Vertretung und Verankerung in der psychiatrisch-psychotherapeutischen Routineversorgung zu gewährleisten.

Algorithmus: Psychoedukative Verfahren

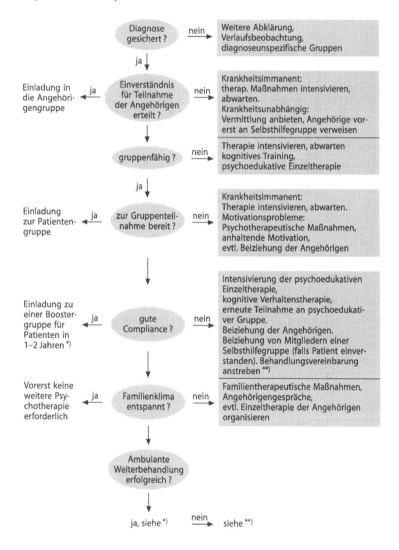

2.5 Bewegungstherapie und Sport als psychosoziale Therapie

Eine einheitliche Beschreibung der Verfahren ist nicht möglich, da sich Therapieansätze aus Physiotherapie, Sportpädagogik, Sportmedizin, Behindertensport und Rehabilitationsmedizin oft unabhängig voneinander, ohne einen gemeinsamen theoretischen Hintergrund, entwickelten. Zum Einsatz kommt eine Vielzahl von Einzelverfahren (von Körperwahrnehmungsübungen über Gymnastik und Sportspiele bis zum Bergwandern) – abhängig vom Behandlungssetting, der Zielgruppe, der Qualifikation der Mitarbeiter und der Finanzierungsgrundlage.

In der Zielsetzung stehen weniger die diagnosespezifische Symptombeeinflussung als vielmehr allgemeine Effekte wie Verbesserung der körperlichen Leistungsfähigkeit, Überwindung von Anhedonie, Aktivierung und Stärkung der sozialen Kompetenz im Vordergrund. Spezifische Wirkfaktoren konnten bisher nicht gesichert werden.

Die Indikation für bewegungstherapeutische Verfahren ist in der Regel von der Diagnose unabhängig. Die Auswahl der Verfahren (und ihre Einschränkung) orientiert sich im Wesentlichen an der aktuellen körperlichen und psychischen Belastbarkeit. Darüber hinausgehende maßnahmespezifische oder diagnosespezifische Kontraindikationen sind nicht bekannt. Eine Kombination mit anderen Therapieverfahren ist meist sinnvoll.

Die Wirksamkeit der Verfahren ist lediglich für Depressionen durch methodisch anspruchsvolle Studien nachgewiesen. Es bestehen jedoch für weitere Diagnosegruppen vielfache, durch Kasuistiken und Verlaufsbeobachtungen gewonnene Hinweise auf eine positive Wirkung im Sinne therapeutischer Zielsetzungen.

Im Rahmen stationärer Komplexleistungsangebote werden die Verfahren finanziert, im ambulanten Bereich führt der restriktive Finanzierungsmodus durch nahezu alle potentiellen Kostenträger zu einem äußerst knappen Angebot.

Ausbildungsgänge, die speziell auf die Behandlung psychisch Kranker zugeschnitten sind, befinden sich erst im Aufbau. In den Ausbildungsplänen der relevanten Berufsgruppen (Physiotherapeuten, Sportpädagogen usw.) gewinnen psychisch Kranke als Zielgruppe erst langsam an Bedeutung.

2.6 Wohnen und Teilhabe am sozialen Leben

Betreute Wohnformen sichern ein Grundbedürfnis der sozialen Sicherheit. Es werden in unterschiedlicher Intensität Hilfen zur Bewältigung des Alltags zur Verfügung gestellt. Angestrebt wird ein möglichst selbstbestimmtes Leben, bei dem gleichzeitig die notwendige Unterstützung gesichert ist. Gängige Formen sind betreutes Einzelwohnen, Wohngemeinschaften, dezentrale Wohnstätten, Übergangsheime oder Dauerwohnheime. Zielgruppe sind v. a. chronisch psychisch kranke Menschen. Besondere Angebote sind für wohnungslose psychisch Kranke konzipiert worden. Die Unterstützung bezieht sich v. a. auf die praktische Alltagsbewältigung, darüber hinaus auf tagesstrukturierende Maßnahmen, Förderung der Behandlungscompliance und soziale Aktivitäten. Idealerweise sollte eine betreute Wohnform so gewählt werden, dass sie keine Unter- oder Überforderung der Betroffenen darstellt. Eine regelmäßige Überprüfung des Hilfebedarfes ist angezeigt.

Betreute Wohnformen sind inzwischen fester und praktisch bewährter Bestandteil des außerklinischen Versorgungssystems. Ihre empirische Überprüfung steht vor erheblichen Problemen.

Kontakt- und Beratungsstellen sowie Tagesstätten sind niederschwellige Angebote, die überwiegend von schwer und chronisch psychisch Kranken in Anspruch genommen werden. Sie bieten soziale Kontaktmöglichkeiten, Unterstützung bei der Freizeitgestaltung, Beratung, längerfristige psychosoziale Betreuung und tagesstrukturierende Maßnahmen. Für einige Patienten haben sie eine wichtige Funktion in der Vorbereitung weiterer Rehabilitationsschritte. Ihre sozialrechtliche Absicherung ist unzureichend und die Realisierung solcher Hilfen deshalb regional sehr unterschiedlich.

Literaturverzeichnis

Aktion Psychisch Kranke: Individuelle Wege ins Arbeitsleben. Abschlussbericht zum Projekt: Bestandsaufnahme zur Rehabilitation psychisch Kranker". Bonn, Psychiatrie Verlag 2004

Allen, J.G., Kelly, K.A., Glodich, A.: A psychoeducational program for patients with trauma-related disorders. Bull Menninger Clin 61 (2) (1997): 222–239

Almond, R.: Issues in milieu treatment. Schizophr Bull 13 (1975): 12–26

Anderson, C.M., Hogarty, G.E., Reiss, D.J.: The Psychoeducational Family Treatment of Schizophrenia. In: Goldstein, M.J. (ed.): New Developments in Interventions with Families of Schizophrenics (pp. 79–94). Jossey-Bass San Francisco 1981

Anthony, W.A.: The principles of psychiatric rehabilitation. University Park Press, Baltimore 1980

Anthony, W.A., Dion, G.L.: Research in Psychiatric Rehabilitation: A Review of Experimental and Quasi-Experimental Studies. Rehabil Counseling Bull 30 (1987): 177–203

Anthony, W.A., Cohen, M., Farkas, M., Cohen, B.F.: The chronically mentally ill case management – more than a response to a dysfunctional system. Community Ment. Health J 24 (1988): 219–228

Arbeitsgruppe „Psychoedukative Interventionen bei schizophrenen Psychosen" unter Mitarbeit von J. Bäuml, A. Barth-Stopik, W. Behrendt, M. Bender, P. Hornung, S. Klingberg, R. Lägel, H.-J. Luderer, G. Pitschel-Walz, M. Puffe, A. Schaub, H. Schönell, B. Sibum, F.-M. Stark, K. Stengler-Wenzke, G. Wiedemann, G. Wienberg: Unveröffentlichtes Manuskript 1999

Bachrach, L.L.: Psychosocial Rehabilitation and Psychiatry in the Care of Long-Term Patients. Am J Psychiatry 149 (1992): 1455–1463

Bäuml, J., Pitschel-Walz, G., Kissling, W.: Psychoedukative Gruppen bei schizophrenen Psychosen für Patienten und Angehörige. In: Stark, A. (Hrsg.): Verhaltenstherapeutische und psychoedukative Ansätze im Umgang mit schizophren Erkrankten (pp. 217–255). dgvt, Tübingen 1996

Becker, D.R., Drake R.E.: A Working Life: The Individual Placement and Support (IPS) Program. Concord, NH: New Hampshire-Darthmouth Psychiatric Research Center 1993

Becker, T., Leese, M., Clarkson, P., Taylor, R.E., Turner, D., Klackham, J. et al.: Links between social networks and quality of life: An epidemiological representative study of psychotic patients in South London. Soc Psychiatry Psychiatr Epidemiol 33 (1998): 299–304

Bell, M. D., Ryan, E. R.: Integrating psychosocial rehabilitation into the hospital psychiatric service. Hosp Community Psychiatry 35 (1984): 1017–1028

Bell, M. D., Lysaker, P. H., Milstein, R. M.: Clinical benefits of paid work activity in schizophrenia. Schizophr Bull 22 (1996): 51–67

Bell, M. D., Lysaker, P. H.: Clinical benefits of paid work in Schizophrenia. Schizophr Bull 23 (1997): 317–328

Bellack, A. S., Turner, S. M., Herson, M., Luber, R. F.: An examination of the efficacy of social skills training for chronic schizophrenic patients. Hosp Community Psychiatry 35 (1984): 1023–1028

Bellack, A. S., Mueser, K. T., Gingerich, S., Agresta, J.: Social skills training for schizophrenia. A step-by-step guide. The Guilford Press, New York London 2004

Bellack, A. S., Schooler, N., Marder, S. R., Kane, J. M., Yang, Y.: Do Clozapine and Risperidone Affect Social Competence and Problem Solving. American Journal of Psychiatry 161 (2004): 364–367

Bennett, D. H.: Techniques of Industrial Therapy, Ergotherapy and Recreative Methods. In: Kisker, K. P. et al. (Hrsg.): Psychiatrie der Gegenwart, Band III. Springer Berlin 1975

Bennett, D. H.: Das Arbeitstraining in teilstationären Einrichtungen Englands. In: Reimer, F. (Hrsg.): Arbeitstherapie. Praxis und Probleme in der Psychiatrie. Thieme, Stuttgart 1977

Benton, M. K., Schroeder, H. E.: Social skills training with schizophrenics. A meta-analytic evaluation. J Consult Clin Psychol 59 (1990): 741–747

Blumenthal, J. A., Babyak, M. A., Moore, K. A., Craighead, W. E., Herman, S., Kathri, P. et al.: Effects of Exercise Training on Older Patients With Major Depression. Arch Intern Med 159 (1999): 2349–2356

Bond, G. R., Boyer, S. L.: Rehabilitation Programs and Outcomes. In: Ciardiello, J. A., Bell, M. D.: Vocational Rehabilitation of Persons with Prolonged Psychiatric Disorders (pp. 231–271). John Hopkins University Press, Baltimore 1988

Bond, G. R.: Vocational Rehabilitation. In: Liberman, R. P. (ed.): Handbook of Psychiatric Rehabilitation (pp. 244–275). Allyn and Bacon Boston 1991

Bond, G. R., Drake, R. E., Mueser, K. T., Becker, D. R.: An Update on Supported Employment for People With Severe Mental Illness. Psychiatric Services 3 (1997): 335–346

Bond, G. R. et al.: Response to Vocational Rehabilitation During Treatment With First- or Second-Generation Antipsychotics. Psychiatric Services 55:1 (2004): 59–66

Bosch, G.: Berufliches Versagen beim Schizophrenen und Chancen seiner beruflichen Rehabilitation. In: Kranz, H., Heinrich, K. (Hrsg.): Schizophrenie und Umwelt, Thieme, Stuttgart 1971

Bosch, W., Bosch, G., Lehmkuhl, D.: Zur Reduktion vollstationärer Behandlung durch eine System teilstationärer, ambulanter und komplementärer Dienste. Psychiat Prax 16 (1989): 199–206

Brenner, H. D., Roder, V., Hodel, B.: Integrated Psychological Therapy for Schizophrenia Patients. Hogrefe & Hogrefe, Toronto 1994

Broocks, A., Meyer, T. F., George, A., Pekrun, G., Hillmer-Vogel, U., Hajak, G. et al.: Zum Stellenwert von Sport in der Behandlung psychisch Kranker. Psychother Psychosom med Psychol 47 (1997): 379–393

Broocks, A., Bandelow, B., Pekrun, G., George, A., Meyer, T., Bartmann, U. et al.: Comparison of Aerobic Exercise, Clomipramine, and Placebo in the Treatment of Panic Disorder. Am J Psychiatry 155 (1998): 603–609

Buchkremer, G., Klingberg, S., Holle, R., Schulze-Mönking, H., Hornung, P.: Psychoeducational psychotherapy for schizophrenic patients and their key relatives or care-givers: results of a 2-year follow-up. Acta Psychiatrica Scandinavica 96 (1997): 483–491

Buckwalter, K. C., Gerdner, L., Kohout, F., Hall, G. R., Kelly, A., Richards, B., Sime, M.: A nursing intervention to decrease depression in family caregivers of persons with dementia. Arch Psychiatr Nurs 13 (2) (1999): 80–88

Bundesarbeitsgemeinschaft für Rehabilitation: Rehabilitation psychisch Kranker und Behinderter – RPK – Bestandsaufnahme. BAR, Frankfurt am Main 2000

Bundesarbeitsgemeinschaft für Rehabilitation: Arbeitshilfe für die Rehabilitation psychisch Kranker und Behinderter. BAR Frankfurt am Main 2003

Bundesausschuß für Bildung, Gesundheit und Wissenschaft des Deutschen Sportbundes. Ein Vorschlag zur Definition des Begriffs Gesundheitssport. Sportwissenschaft 23 (2) (1993): 199

Bundesministerium für Jugend, Familie und Gesundheit (Hrsg.): Empfehlungen der Expertenkommission der Bundesregierung zur Reform der Versorgung im psychiatrischen und psychotherapeutisch-psychosomatischen Bereich auf der Grundlage des Modellprogramms Psychiatrie. Bonn 1988

Bundesministerium für Gesundheit (Hrsg.): Leben im Heim: Angebotsstrukturen und Chancen selbstständiger Lebensführung in Wohneinrichtungen der Behindertenhilfe. Schriftenreihe des Bundesministeriums für Gesundheit, Bd. 102. Nomos, Baden-Baden 1998

Bundesministerium für Gesundheit: Von institutions- zu personenzentrierten Hilfen in der psychiatrischen Versorgung. Band I: Bericht zum Forschungsprojekt des BMG „Personalbemessung im komplementären Bereich der psychiatrischen Versorgung". Schriftenreihe des Bundesministeriums für Gesundheit, Bd. 116/I. Nomos, Baden-Baden 1999

Bundesministerium für Gesundheit: Von institutions- zu personenzentrierten Hilfen in der psychiatrischen Versorgung. Band II: Ambulante Komplexleistungen – Sozialrechtliche Voraussetzungen zur Realisierung personenzentrierter Hilfen in der psychiatrischen Versorgung. Schriftenreihe des Bundesministeriums für Gesundheit, Band 116/II. Nomos, Baden-Baden 1999

Bundesministerium für Gesundheit: Ambulante Soziotherapie. Evaluation und analytische Auswertung des Modellprojektes „Ambulante Rehabilitation psychisch Kranker" der Spitzenverbände der gesetzlichen Krankenkassen. Nomos, Baden-Baden 1999

Burns, T., Creed, F., Fahy, T., Thompson, S., Tyrer, P., White I.: Intensive versus standard case management for severe psychotic illness: a randomised trial. UK 700 Group. Lancet 353 (1999): 2185–2189

Bustillo, J. R., Lauriello, J., Horan, W. P., Keith, S. J.: The Psychosocial Treatment of Schizophrenia: An Update. Am J Psychiatry 158, 2 (2001): 163–175

Byford, S., Barber, J. A., Fiander, M., Marshall, S., Green, J.: Factors that influence the cost of caring for patients with severe psychotic illness: Report from the UK 700 trial. BJP 178 (2001): 441–447

Canadian Association of Occupational Therapists (CAOT): Enabling Occupation: an Occupational Therapy Perspective CAOT Publications ACE, Ottawa 1997

Chinman, M., Allende, M., Bailey, P., Maust, J., Davidson, L.: Therapeutic agents of assertive community treatment. Psychiatr Q 70 (1999): 137–162

Chinman, M. J., Rosenheck, R., Lam, J. A.: The case management relationship and outcomes of homeless persons with serious mental illness. Psychiatr Serv 51 (2000): 1142–1147

Ciompi, L.: Resultate und Prädiktoren der Rehabilitation. In: Hippius, H., Lauter, H., Ploog, D., Bieber, H., van Hont, L. (Hrsg): Rehabilitation in der Psychiatrie (pp. 27–38). Springer, Berlin Heidelberg 1989

Cochran, S. D.: Preventing Medical Noncompliance in the Outpatient Treatment of Bipolar Affective Disorders. Journal of Consulting and Clinical Psychology 54 (5) (1984): 873–878

Corrigan, P. W.: Place – Then – Train: An Alternative Service Paradigma for Persons with Psychiatric Disabilities. Clinical Psychology Science and Practice 8 (2001): 334–349

Corrigan, P. W. et al.: The effects of atypical antipsychotic medications on psychosocial outcomes. Schizophrenia Research 63 (2002): 97–101

Cox, B. J., Fergus, K. D., Swinson, R. P.: Patient satisfaction with behavioral treatments for panic disorder with agoraphobia. Journal of Anxiety Disorders 8 (1994): 193–206

Cuijpers, P.: A psychoeducational approach to the treatment of depression: A meta-analysis of Lewinsohn's "Coping with depression course". Behavior Therapy 29 (1998): 521–533

Cumming, J., Cumming, E.: Ich und Milieu. Theorie und Praxis der Milieutherapie. Vandenhoek u. Ruprecht, Göttingen 1979

Davis, R., Olmsted, M., Rockert, W., Marques, T., Dolhanty, J.: Group psychoeducation for bulimia nervosa with and without additional psychotherapy process sessions. Int J Eat Disord 22 (1) (1997): 25–34

Deimel, H.: Zur Situation der Bewegungs- und Sporttherapie in der Psychiatrie. Rehabilitation 22 (1983): 114–118

Deimel, H., Lohmann, S.: Zur körperlichen Leistungsfähigkeit von schizophren erkrankten Patienten. Rehabilitation 22 (1983): 81–85

Deister, A.: Allgemeines zu soziotherapeutischen Verfahren. In: Möller, H. J. (Hrsg.): Therapie psychiatrischer Erkrankungen (pp. 91–103). Enke, Stuttgart 1993

Dekker, J., Wijdenes, W., Koning, Y. A., Gardien, R., Hermandes-Willenborg, L., Nusselder: Assertive community treatment in Amsterdam. Community Ment Health J 38 (2002): 425–434

Deutsche Gesellschaft für Psychiatrie, Psychotherapie und Nervenheilkunde: Die Behandlung psychischer Erkrankungen in Deutschland. Positionspapier zur aktuellen Lage und zukünftigen Entwicklung. Springer Berlin Heidelberg 1997

Deutscher Sporttherapeuten Bund. Der DSThB-Vorstand definiert „Sport- und Bewegungstherapie". Herz, Sport und Gesundheit 3 (1) (1986): 56

DGPPN-Leitlinien Schizophrenie. Gaebel, W., Falkai, P. (Hrsg.): Steinkopff, Darmstadt 1998

Dilling, H.: Leistungsbeurteilung und Bezahlung in der Arbeitstherapie. In: Reimer, F. (Hrsg.): Arbeitstherapie – Praxis und Probleme in der Psychiatrie. Thieme, Stuttgart 1977

Dion, G. L., Anthony, W. A.: Research in Psychiatric Rehabilitation: A Review of Experimental and Quasi-Experimental Studies. Rehabil Counseling Bull 30 (1987): 177–203

Drake, R. E., McHugo, G. J., Becker, D. R., Anthony, W. A., Clark, R. E.: The New Hampshire study of supported employment for people with severe mental illness. J Consult Clin Psychol 64 (1996): 391–399

Drake, R. E., McHugo, G. J., Bebout, R. R., Becker, D. R., Harris, M., Bond, G. R., Quimby, E.: A randomized clinical trial of supported employment for inner-city patients with severe mental disorders. Arch Gen Psychiatry 56 (1999): 627–633

Eckman, T. A., Wirshing, W. C., Marder, S. R.: Technology for training schizophrenics in illness self-management: a controlled trial. Am J Psychiatry 149 (1992): 1549–1555

Ehrhardt, T., Hampel, H., Hegerl, U., Möller, H.-J.: Behavior therapy competence training – a specific intervention with beginning Alzheimer dementia. Z Gerontol Geriatr 31 (2) (1998): 112–119

Eikelmann, B.: Sozialpsychiatrisches Basiswissen. Grundlagen und Praxis, 2. Aufl. Thieme Stuttgart 1998

Eikelmann, B., Reker, Th.: Psychiatrie und Psychotherapie in der Tagesklinik. Kohlhammer, Stuttgart 2004

Elliott, W. N., Walters, G. D.: Conducting psychoeducational interventions with drug abusing clients: the model. J Drug Educ 27 (3) (1997): 307–319

Ellison, M. L., Rogers, E. S., Sciarappa, K., Cohen, M., Forbess, R.: Characteristics of mental health case management: results of a national survey. J Ment Health Adm 22 (1995): 101–112

Fiedler, P.: Verhaltenstherapie in und mit Gruppen. Psychologie Verlags Union, Weinheim 1996

Finzen, A.: Psychiatrie und Soziologie. Spektrum der Psychiatrie, Psychotherapie und Nervenheilkunde 28 (1999): 62–79

Fisher, D. B.: Health Care Reform Based on an Empowerment Model of Recovery by People with Psychiatric Disabilities. Hospital and Community Psychiatry 45 (1994): 913–915

Förstl, H., Geiger-Kabisch, C.: „Alzheimer-Angehörigengruppe": Eine systematische Erhebung von Bedürfnissen und Erfahrungen pflegender Angehöriger. Psychiat Prax 22 (1995): 68–71

Frieboes, R. M.: Soziotherapie gemäß § 37 a SGB V. Nervenarzt 74 (2003): 596–600

Gabbard, G. O.: A neurobiologically informed perspective on psychotherapy. Br J Psychiatry 177 (2000): 117–122

Glynn, S. M., Marder, S. R., Liberman, R. P., Blair, K., Wirshing, D. A.: Supplementing clinic-based skills training with manual-based community support sessions: effects on social adjustment of patients with schizophrenia. Am J Psychiatry 159; 5 (2002)

Goldberg, S. C., Schooler, N. R., Hogarty, G. E., Roper, M.: Prediction of relapse in schizophenic outpatients treated by drug and sociotherapy. Arch. Gen. Psychiatry 34 (1977): 171–184

Goldman, H. H., Morrissey, J. P., Ridgely, M. S., Frank, R. G., Newman, S. J., Kennedy, C.: Lessons from the program on chronic mental illness. Health Affairs 11; 3 (1992): 51–68

Gräff, C.: Konzentrative Bewegungstherapie in der Praxis. Hippokrates, Stuttgart 1989

Green, M. F.: What are the functional consequences of neurocognitive deficits in schizophrenia? Am J Psychiatry 154 (1996): 321–330

Griesinger, W.: Die Pathologie und der psychischen Krankheiten Therapie. Nachdruck der Ausgabe Stuttgart 1867 bei E. J. Bonset, Amsterdam 1964 (1924)

Grosch, E., Weig, W. (Hrsg.): Rehabilitation psychisch Kranker – die Heilung der Unheilbaren? Akademie für Sozialmedizin, Hannover 1995

Gunderson, J. G.: Defining the therapeutic processes in psychiatric milieus. Psychiatry 41 (1978): 327–335

Gunderson, J. G., Berkowitz, C., Ruiz-Sancho, A.: Families of borderline patients: a psychoeducational approach. Bull Menninger Clin 61 (4) (1997): 446–457

Haas, G. L., Glick, I. D., Spencer, J. H., Lewis, A. B., Good-Ellis, M., Peyser, J., DeMane, N., Harris, E., Lestelle, V.: The Patient, the Family, and Compliance With Posthospital Treatment for Affective Disorders. Psychopharmacology Bulletin 22; 3 (1986): 999–1005

Hacker, W.: Allgemeine Arbeits- und Ingenieurpsychologie. Dt Verlag der Wissenschaften Berlin (DDR) 1973

Häfner, H., an der Heiden, W., Buchholz, W., Bardens, R., Klug, J., Krumm, B.: Organisation, Wirksamkeit und Wirtschaftlichkeit komplementärer Versorgung Schizophrener. Nervenarzt 57 (1986): 214–226

Hahlweg, K., Dürr, H., Müller, U.: Familienbetreuung schizophrener Menschen. Ein verhaltenstherapeutischer Ansatz zur Rückfallprophylaxe. Beltz Psychologie Verlags Union, Weinheim 1995

Halford, W. K., Hayes, R.: Psychological rehabilitation of chronic schizophrenic patients: recent findings on social skills training and family psychoeducation. Clin Psychol Rev 11 (1991): 23–44

Hamilton, V.: Psychological Changes in Chronic Schizophrenics Following Differential Activity Programmes. A Repeat Study. Br J Psychiatry 109 (1964): 283–286

Hamilton, S. H., Edgell, E. T., Revickli, D. A., Breier, A.: Functional Outcome in Schizophrenia: a Comparison of Olanzapine and Haloperidol in a European Sample. International Clinical Psychopharmacology 15 (2000): 245–255

Harlfinger, H.: Arbeit als Mittel psychiatrischer Therapie. Schriftenreihe zur Theorie und Praxis der Medizinischen Psychologie. Bd. 13, Hippokrates Stuttgart 1968

Harrison-Read, P., Lucas, B., Tyrer, P., Ray, J., Shipley, K., Simmonds, S. et al.: Heavy users of acute psychiatric beds: randomized controlled trial of enhanced community management in an outer London borough. Psychol Med 32 (2002): 403–416

Haupt, M., Karger, A., Baumgärtner, D., Kuminoti, D., Jänner, M., Schneider, F.: Verbesserung von Unruhezuständen und Angst bei Demenzkranken nach psychoedukativer Gruppenarbeit mit pflegenden Angehörigen. Fortschr Neurol Psychiatr 68 (5) (2000): 216–223

Heim, E.: Praxis der Milieutherapie. Springer, Berlin Heidelberg New-York 1985

Held, T.: Psychiatrische Familienpflege. Enke, Stuttgart 1989

Heuser, K.: Darstellung der sozialrechtlichen Regelungen abgestimmt mit Herrn K. Heuser, Leiter des Sozialamtes beim Landschaftsverband Rheinland 2001

Hoffmann, H., Kupper, Z.: Rehabilitationships between social competence, psychopathology and work performance and their predictive value for vocational rehabilitation of schizophrenic outpatients. Schizophrenia Research 23 (1997): 69–79

Hoffmann, K., Kaiser, W., Isermann, M., Priebe, S.: Wie verändert sich die Lebensqualität langzeithospitalisierter psychiatrischer Patienten nach ihrer Entlassung in die Gemeinde? Gesundheitswesen 60 (1998): 232–238

Hogarty, G. E., Anderson, C. M., Reiss, D. J.: Family psychoeducation social skills training, and maintenance chemotherapy in the aftercare treatment of schizophrenia. II. Two-year effects of a controlled study on relapse and adjustment. Arch Gen Psychiatry 48 (1991): 340–347

Hogarty, G.E. et al.: Cognitive Enhancement Therapy for Schizophrenia. Effects of a 2-Year Randomized Trial on Cognition and Behavior. Arch Gen Psychiatry 61 (2004)

Holler, G.: Wege zur Etablierung Sozialpsychiatrischer Schwerpunktpraxen im sozialpsychiatrischen Verbund Niedersachsen. pan 1/2000: 12–22

Holloway, F., McLean, E., Robertson, J.A.: Case management. British Journal of Psychiatry 159 (1991): 142–148

Horn, A.: Krefelder Modell. psycho 2000

Hornung, W.P., Feldmann, R.: Psychoedukative Verfahren und Angehörigenarbeit. In: Möller, H.-J. (Hrsg.): Therapie psychiatrischer Erkrankungen (S. 146–155). Georg Thieme, Stuttgart 2000

ICIDH International Classification of Impairments, Disabilities and Handicaps (dt). Ullstein Mosby, Berlin 1995

Jahoda, M., Lazarsfeld, P., Zeisel, H.: Die Arbeitslosen von Marienthal. Ein soziographischer Versuch. Suhrkamp, Frankfurt a.M. (Erstveröffentlichung 1933); Hirzel, Leipzig 1975

Jahoda, M.: Wieviel Arbeit braucht der Mensch? Beltz, Weinheim 1983

Jerosch-Herold, Ch., Marotzki, U., Hack, B.M., Weber, P. (Hrsg.): Konzeptionelle Modelle für die ergotherapeutische Praxis. Springer, Berlin Heidelberg 1999

Johnson, S., Prosser, D., Bindman, J., Szmukler, G.: Continuity of care for the severely mentally ill: concepts and measures. Soc Psychiatry Psychiatr Epidemiol. 32; 3 (1997): 137–142

Kallert, T.W.: Versorgungsbedarf und subjektive Sichtweisen schizophrener Patienten in gemeindepsychiatrischer Betreuung. – Evaluationsstudie im Jahr nach Klinikentlassung in der Versorgungsregion Dresden –. Monographien aus dem Gesamtgebiete der Psychiatrie, Band 101. Steinkopff, Darmstadt 2000

Kallert, T.W., Schützwohl, M.: Hilfebedarfsermittlung in der gemeindepsychiatrischen Versorgung. Psycho 26 (2000): 375–380

Kallert, T.W., Becker, T. (Hrsg.): Basisdokumentation in der Gemeindepsychiatrie. Entwicklung und Erprobung eines Instrumentes für den komplementären Versorgungsbereich. Psychiatrie-Verlag Bonn 2001

Kallert, T.W., Leiße, M.: Psychiatrischer Versorgungsbedarf chronisch schizophren Erkrankter in verschiedenen betreuten Wohnformen – Ein Beitrag zur Enthospitalisierung nach der politischen Wende. In: Aktion Psychisch Kranke (Hrsg.): 25 Jahre Psychiatrie-Enquete, Band 1 (S. 381–400). Psychiatrie-Verlag, Bonn 2001

Kallert, T.W., Leiße, M.: Das psychiatrische Pflegeheim am Großkrankenhaus: Unverzichtbarer Versorgungsbaustein oder anachronistisches Überbleibsel im Prozess der Enthospitalisierung chronisch psychisch Kranker? Sozialpsychiatrische Informationen 32 (2002): 13–20

Kampman, O., Lehtinen, K.: Compliance in psychoses. Acta Psychiatr Scand 100 (3) (1999): 167–175

Katschnig, H.: Schizophrenie und Lebensqualität. Springer, Wien New York 1994

Katschnig, H., Windhaber, J.: Die Kombination einer Neuroleptika-Langzeitmedikation mit psychosozialen Maßnahmen. In: Riederer, P., Laux, G., Pöldinger, W. (Hrsg.): Neuropsychopharmaka, 2. Auflage, Bd. 4. Springer, Wien 1998

Kauder, V.: Aktion Psychisch Kranke (Hrsg.): Personenzentrierte Hilfen in der psychiatrischen Versorgung. Psychiatrie-Verlag, Bonn 1997

Keefe, R. et al.: Comparative Effect of Atypical and Conventional Antipsychotic Drugs on Neurocognition in First-Episode Psychosis: A Randomized, Double-Blind Trial of Lanzapine Versus Low Doses of Haloperidol. Am J Psychiatry 161; 6 (2004): 985–995

Kielhofner, G. A.: A Model of Human Occupation, Theory and Application Williams and Wilkins Baltimore 1995

Kielhofner, G. A.: Conceptional Foundation of Occupational Therapy Philadelphia 1997

Kieserg, A., Hornung, W. P.: Psychoedukatives Training für schizophrene Patienten (PTS). Ein verhaltenstherapeutisches Behandlungsprogramm zur Rezidivprophylaxe, 2. überarb. und erw. Auflage. dgvt, Tübingen 1996

Kisker, K. P.: Soziotherapie, fragmentarische Überlegungen zu ihrer Praxis und Ethik. Sozialpsychiatrische Informationen 2 (1999): 50–56

Kissling, W.: Compliance, quality assurance and standards for relapse prevention in schizophrenia. Acta Psychiatrica Scandinavica (suppl 382) (1994): 16–24

Kitzig, H. P.: Ergebnisse einer Umfrage zur Arbeitstherapie. In: Reimer, F. (Hrsg.): Arbeitstherapie – Praxis und Probleme in der Psychiatrie. Thieme, Stuttgart 1977

Kleffmann, A., Föhres, F., Müller, B., Weinmann, S.: Melba – Ein Instrument zur beruflichen Rehabilitation und Integration (Manual). Universität Siegen 1997

Kleine, W., Liegmann, B., Hoffmann, R., Kienzler, C., Klein, M.: Eine Literaturdokumentation empirischer Studien zur Thematik „Sport bei psychischen Erkrankungen". In: Kleine, W., Hautzinger, M. (Hrsg.): Sport und psychisches Wohlbefinden: Beiträge zum Lehren und Lernen im Gesundheitssport. Meyer und Meyer, Aachen 1990

Krietsch, S., Heuer, B.: Schritte zur Ganzheit. Bewegungstherapie mit schizophren Kranken. Fischer, Lübeck 1997

Kulenkampff, C., Hoffmann, U. (Hrsg.): Der gemeindepsychiatrische Verbund. Rheinland-Verlag, Köln 1990

Kunze, H.: Integration psychiatrischer Versorgung und die Umsetzung des § 93 BSHG. Psycho 26; 7/8 (2000): 369–374

Kunze, H.: Die Institutionalisierung im Kopf – vom Anstaltsparadigma über die Rehabilitationskette zu personenzentrierten Hilfen. Krankenhauspsychiatrie 12 (2001): 48–55

Kunze, H., Kaltenbach. L. (Hrsg.): Psychiatrie-Personalverordnung: Textausgabe mit Materialien und Erläuterungen für die Praxis, 4. Auflage. Kohlhammer, Stuttgart 2003

Kurz, A., Feldmann, R., Müllers-Stein, M., Rüster, P., Lauter, H.: Angehörigengruppen bei der Alzheimerschen Krankheit. Erste Erfahrungen und Ergebnisse. Psychiatrische Praxis 14 (1987): 203–206

Längle, G., Welte, W., Renner, G., Roesger, V., Waschulenski, H.: Kooperationsleitlinien – ein Beitrag zur Entwicklung der Prozeßqualität in der gemeindepsychiatrischen Versorgung. Gesundheitswesen 60 (1998): 148–153

Längle, G., Siemßen, G., Hornberger, S.: Die Rolle des Sports in der Behandlung und Rehabilitation schizophrener Patienten. Rehabilitation 39 (2000): 276–282

Lee, L. L., Romney, D. M.: Personal Factors Related to Premature Withdrawal from a Vocational Rehabilitation Centre. Can J Rehabilitation 3 (1990): 141–149

Lehman, A. F.: Vocational Rehabilitation in Schizophrenia. Schizophr Bull 21 (1995): 645-656

Lehmann, K., Kunze, H.: Entwicklungsstand und Ziele der Arbeitstherapie. Die „Leitlinien zur Arbeitstherapie in psychiatrischen Krankenhäusern". Psychiat Prax 14 (1987): 1–7

Leiße, M., Kallert, T. W.: Social integration and the quality of life of schizophrenic patients in different types of complementary care. Eur Psychiatry 15 (2000): 450–460

Leiße, M., Kallert, T. W.: Zur Allokation gemeindepsychiatrischer Versorgungsangebote: Eine kritische Analyse am Beispiel des ambulant betreuten Wohnens. Nervenarzt, zur Publikation angenommen

Lubin, H., Loris, M., Burt, J., Johnson, D. R.: Efficacy of Psychoeducational Group Therapy in reducing symptoms of post traumatic stress disorder among multiply traumatized women. Am J Psychiatry 155 (9) (1998): 1172–1177

Luderer, H.-J.: Gibt es eine personenzentrierte Informationsvermittlung bei Patienten mit Schizophrenien und deren Angehörigen? GWG-Zeitung 97 (1995): 21–26

Lysaker, P., Bell, M.: Work Rehabilitation and Improvements in Insight in Schizophrenia. J Nerv Ment Disease 183 (1995): 103–106

Mahnkopf, A., Rahn, E.: Angehörigenarbeit in der Depressionsbehandlung. In: Wolfersdorf, M. (Hrsg.): Depressionsstationen – stationäre Depressionsbehandlung (S. 35–47). Springer, Berlin 1997

Margraf, J.: Patientenseminar Soziale Phobie. Hoffmann-La Roche AG, Grenzach-Wyhlen 1998

Marshall, M., Lockwood, A., Gath, D.: Social services case-management for long-term mental disorders: a randomised controlled trial. Lancet 345 (1995): 409–412

Marshall, M., Lockwood, A.: Assertive community treatment for people with severe mental disorders (Cochrane Review). In: The Chochrane Library, Issue 4. Update Software Oxford 2000

Marshall, M., Gray, A., Lockwood, A., Green, R.: Case management for people with severe mental disorders (Cochrane Review). In: The Cochrane Library, Issue 4. Update Software Oxford 2000

Marx, A. J., Test, M. A., Stein, L. I.: Extrahospital Management of Severe Mental Illness: Feasibility and Effects of Social Functioning. Arch Gen Psychiatry 29 (1973): 505–511

Maylath, E., Stark, F. M.: Würde Managed Care die psychiatrische Versorgung in der Bundesrepublik Deutschland verbessern? Psycho 25; 12 (1999): 744–751

McCance, E. F., Clark, H. W. (eds.): Psychosocial treatments. Brunner Routledge, New York London 2004

McGrew, J. H., Bond, G. R., Dietzen, L., Salyers, M.: Measuring the fidelity of implementation of a mental health program model. J Consult Clin Psychol 62 (1994): 670–678

Meurice, S.: Le Placement familial à Lierneux. L'Information Psychiatrique 52 (1976): 931–933

Meyer, T., Broocks, A.: Therapeutic Impact of Exercise on Psychiatric Diseases. Sports-Medicine 30 (2000): 269–279

Morrison, R. L., Bellack, A. S.: Social Skills Training. In: Bellack, A. S. (ed.): Schizophrenia: Treatment, Management, and Rehabilitation. Grune & Stratton, Orlando, Florida 1984

Mosey, A. C.: Psychosocial Components of Occupational Therapy. Lippincott-Raven, Philadelphia 1996

Moxley, D. P.: The practice of case management. Sage Publications Newbury Park, CA 1989

Mrozynski, P.: Rehabilitationsrecht. C. H. Beck, München 1992

Mueser, K. T., Bellack, A. S., Douglas, M. S., Wade, J. H.: Prediction of social skill acquisition in schizophrenic and major affective disorder patients from memory and symptomatology. Psychiatry Res 37 (1991): 281–296

Mueser, K. T., Bond, G. R., Drake, R. E., Resnick, S. G.: Models of community care for severe mental illness: a review of research of case management. Schizophr Bull 24; 1 (1998): 37–74

Müller, Ch.: Psychotherapie und Soziotherapie der endogenen Psychosen. In: Kister, K. P. et al. (Hrsg.): Psychiatrie der Gegenwart II 71 (1972): 291–342

Müller-Lütken, V.: Derzeitiger Ist-Zustand der Sport- und Bewegungstherapie in psychiatrischen Kliniken in der Bundesrepublik Deutschland. Sporttherapie in Theorie und Praxis 5 (1989): 8–9

Ostwald, S. K., Hepburn, K. W., Caron, W., Burns, T., Mantell, R.: Reducing caregiver burden: a ranomized psychoeducational intervention for caregivers of persons with dementia. Gerontologist 39 (3) (1999): 299–309

Peet, M., Harvey, N. S.: Lithium Maintenance: 1. A Standard Education Programme for Patients. British Journal of Psychiatry 158, 1 (1991): 97–200

Penn, D. L., Mueser, K. T.: Research Update on the Psychosocial Treatment of Schizophrenia. Am J Psychiatry 153, 5 (1996): 607–617

Pfeifer K.: Sportwissenschaftliche Studiengänge im Bereich Gesundheit in der Bundesrepublik Deutschland – eine orientierende Erhebung und Bewertung. Dvs-Informationen 14 (1999): 23–27

Pilling, S., Bebbington, P., Kuipers, E., Garety, P., Geddes, J., Martindale, B.: Psychological treatments in schizophrenia: II. Meta-analyses of randomised controlled trials of social skills training and cognitive remediation. Psychol Med 32; 5 (2002): 783–791

Pitschel-Walz, G., Engel, R. R.: Psychoedukation in der Schizophreniebehandlung. psycho 23, Nr. 1 (1997): 22–34

Pitschel-Walz, G., Kutschke, B., Seemann, U., Görnitz, A., Bäuml, J., Kissling, W.: Psychoedukation bei depressiven Patienten und deren Angehörigen – Ergebnisse einer Pilotstudie. Fortschritte der Neurologie und Psychiatrie 67, Sonderheft 1 (1999): 6

Pitschel-Walz, G., Leucht, S., Bäuml, J., Kissling, W., Engel, R. R.: The Effect of Family Interventions on Relapse and Rehospitalization in Schizophrenia – A Meta-analysis. Schizophrenia Bulletin 27 (1) (2001): 73–92

Rechlin, T., Claus, D., Weis, M.: Heart rate variability in schizophrenic patients and changes of autonomic heart rate parameters during treatment with clozapine. Biol Psychiatry 35 (1994): 888–892

Reker, Th., Eikelmann, B., Hagenbrock, M., Inhester, M. L., Soggeberg, C., Spangenberg, J., Wethkamp, B.: Begleitende Hilfen im Arbeitsleben für psychisch Kranke und Behinderte – Abschlußbericht des Forschungsprojektes. Forschungsbericht 257. Bundesministerium für Arbeit und Sozialordnung, Bonn 1996

Reker, Th.: Arbeitsrehabilitation in der Psychiatrie. Steinkopff, Darmstadt 1998

Reker, Th., Eikelmann, B.: Krankheits- und Rehabilitationsverläufe schizophrener Patienten in ambulanter Arbeitstherapie. Eine prospektive Studie über drei Jahre. Nervenarzt 69 (1998): 210–218

Reker, Th., Eikelmann, B.: Prädiktoren einer erfolgreichen beruflichen Eingliederung – Ergebnisse einer prospektiven Studie. Psychiatrische Praxis 26 (1999): 218–223

Reker, Th.: Milieu- und Soziotherapie in der Langzeitbehandlung schizophrener Patienten. In: Eikelmann, B., Philipp, M. (Hrsg.): Langzeittherapie der Schizophrenie (S. 116–131). Springer, Berlin Heidelberg New York 2000

Reker, Th.: Soziotherapie in der Tagesklinik. In: Eikelmann, B., Reker, Th., (Hrsg.): Psychiatrie und Psychotherapie in der Tagesklinik (S. 45–54). Kohlhammer, Stuttgart 2004

Reuster, T., Wadehn, P., Bach, O.: Efficiency of Occupational Therapy for Psychiatric Inpatients. Current Opinion in Psychiatry 12 (1999): 327

Reuster, T.: Effektivität der Ergotherapie im psychiatrischen Krankenhaus. In: Reuster, T., Bach, O. (Hrsg.): Ergotherapie und Psychiatrie. Perspektiven aktueller Forschung (S. 41–68). Thieme, Stuttgart 2002

Reuster, T., Bach, O. (Hrsg.): Ergotherapie und Psychiatrie. Perspektiven aktueller Forschung. Thieme, Stuttgart 2002

Riemann, D., Backhaus, J.: Gruppentherapeutische Ansätze bei primären psychophysiologischen Insomnien. Wiener Medizinische Wochenschrift 145 (17–18) (1995): 529–532

Rössler, W., Riecher-Rössler, A.: Psychiatrische Rehabilitation chronisch psychisch Kranker und Behinderter. Rehabilitation 33 (1994): 1–7

Rössler, W.: Psychiatrische Rehabilitation. Springer, Berlin Heidelberg New York Hongkong London Mailand Paris Tokio 2004

Romero, B.: Gruppen für Angehörige dementer alter Menschen. Ziele, Vorgehensweisen und Erfahrungen. In: Haag, G., Brengelmann, J.C. (Hrsg.): Alte Menschen. Ansätze psychosozialer Hilfen (S. 89–114). Gerhard Röttger, München 1991

Sachse, H.J., Arndt, F.P.: Die chronisch schizophrene Erkrankung und ihre Behandlung als „narzißtische Dauerkatastrophe". Krankenhauspsychiatrie 5 (1994): 37–41

Schaub, A.: Psychoedukative und bewältigungsorientierte kognitive Therapien bei schizophrenen und schizoaffektiven Störungen. Psychotherapie 4, 1 (1999): 74–83

Schaub, A.: Angehörigenarbeit und psychoedukative Patientengruppen in der Therapie affektiver Störungen. In: Möller, H.-J. (Hrsg.): Therapie psychiatrischer Erkrankungen, 2. Aufl. (S. 462–473). Thieme, Stuttgart 2000

Schaub, A., Goldmann, U.: Psychotherapie bei bipolaren Störungen. Psycho 26 (2000): 503–506

Scheepers, C., Steding-Albrecht, U., Jehn, P. (Hrsg.): Ergotherapie, vom Behandeln zum Handeln. Thieme, Stuttgart 1999

Scheiber, I.: Ergotherapie in der Psychiatrie. Stamm, München 1995

Scheid, V., Simen, J., Discher, J.: Sport in der Suchtbehandlung. Grundlagen und empirische Befunde zur Sporttherapie bei Alkoholpatienten. Motorik 19 (1996): 66–74

Schleuning, G., Welschehold, M.: Modellprojekt Psychiatrisches Casemanagement. Schriftenreihe des Bundesministeriums für Gesundheit, Band 133. Nomos, Baden-Baden 2000

Schmalz, U.: Alkoholismus und Obdachlosigkeit. Soz Psych Inf 29 (1999): 5–8

Schmidt-Michel, P.O., Ostroga, G., Kenntner, S., Konrad, M., Krüger, M., Hoffmann, M.: Rehabilitationsverläufe in der psychiatrischen Familienpflege. Nervenarzt 63 (1992): 34–41

Schmitz, B.: Kognitive Verhaltenstherapie bei Persönlichkeitsstörungen: Behandlungsansätze und Psychoedukation. In: Saß, H. (Hrsg.): Therapie der Persönlichkeitsstörungen. Thieme, Stuttgart 1998

Schuntermann, M.F.: Überblick über die seit ihrem Erscheinen aus der ICIDH entwickelten Untersuchungsinstrumente. In: ICIDH International Classification of Impairments, Disabilities, and Handicaps. Teil 1: Die ICIDH – Bedeutung und Perspektiven. Herausgegeben von Matthesius, R.-G., Jochheim, K.-A., Barolin, G.S., Heinz, C.; Teil 2: Internationale Klassifikation der Schädigungen, Fähigkeitsstörungen und Beeinträchtigungen. Übersetzt von G.-H. Matthesius. World Health Organization, Geneva, Ullstein Mosby, Berlin Wiesbaden 1995

Schützwohl, M.: Evaluation der Ergotherapie am psychiatrischen Krankenhaus. Ein empirischer Beitrag zum Qualitätsmanagement. Wissenschaftlicher Verlag, Berlin 2000

Schwenkmezger, P., Schlicht, W.: Sport in der Prävention: Plädoyer für eine differenzierte Betrachtungsweise. Sportwissenschaft 24 (1994): 215–232

Sexton, H., Maere, A., Dahl, N. H.: Exercise Intensity and reduction in neurotic symptoms – a controlled follow-up study. Acta Psychiatr Scand 80 (1989): 231–235

Shepherd, G.: Institutional Care and Rehabilitation. Longman, London New York 1984

Shepherd, G., Murray, A.: Residential care. In: Thornicroft, G., Szmukler, G. (eds.): Textbook of Community Psychiatry. (pp 309–320) University Press Oxford 2001

Simoneau, T. L., Miklowitz, D. J., Richards, J. A., Saleem, R., George, E. L.: Bipolar disorder and family communication: effects of a psychoeducational program. J Abnorm Psychol 108 (4) (1999): 588–597

Slade, M., Powell, R., Strathdee, G.: Current approaches to identifying the severely mentally ill. Soc Psychiatry Psychiatr Epidemiol 32; 4 (1997): 177–184

Spaulding, W. D., Fleming, S. K., Reed, D.: Cognitive functioning in schizophrenia. Implications for psychiatric rehabilitation. Schizophr Bull 25 (1999): 275–289

Stanton, M. D., Shadish, W. R.: Outcome, attrition, and family-couples treatment for drug abuse: a meta-analytic review of the controlled, comparative studies. Psychol Bull 122 (2), (1997): 170–191

Stark, F. M.: Strukturierte Information über Vulnerabilität und Belastungsmanagement für schizophrene Patienten. Verhaltenstherapie 2 (1992): 40–47

Stuhlmann, W.: Beratung der Angehörigen. In: Wächtler, C. (Hrsg.): Demenzen (S. 69–80). Thieme, Stuttgart 1997

Thornicroft, G.: The concept of case management for long-term mental illness. International Review of Psychiatry 3 (1991): 125–132

Tsang, H., Lam, P.: Predictors of Employment Outcome for Psychiatric Disabilities: A Review of the Literature Since the Mid '80s. Journal of Rehabilitation 66 (2000): 19–31

Twamley, E. W., Jeste, D. V., Lehman, A. F.: Vocational Rehabilitation in Schizophrenia and Other Psychotic Disorders. A Literature Review and Meta-Analysis of Randomized Controlled Trials. The Journal of Nervous and Mental Disease 191 (2003): 515–523

Tynes, L. L., Salins, C., Skiba, W., Winstead, D. K.: A psychoeducational and support group for obsessive-compulsive disorder patients and their significant others. Comprehensive Psychiatry 33, 1 (1992): 97–201

van Gent, E. M., Zwart, F. M.: Psychoeducation of partners of bipolar-manic patients. Journal of Affective Disorders 21 (1991): 15–18

Vauth, R., Dietl, M., Stieglitz, R.D., Olbrich, H.M.: Kognitive Remediation. Eine neue Chance in der Rehabilitation schizophrener Störungen? Nervenarzt 71 (2000): 19–29

Veltin, A., Krüger, H., Zumpe, V.: Zur arbeitstherapeutischen Situation langjährig hospitalisierter Patienten im Psychiatrischen Krankenhaus. Nervenarzt 41 (1970): 173–177

Veltin, A.: Soziotherapie. In: Frießem, D.H. (Hrsg.): Kritische Stichwörter zur Sozialpsychiatrie. Fink, München 1979

Volpert, W.: Handlungskompetenz und Sozialisation. In: Güldenpfennig, S., Volpert, W., Weinberg, P. (Hrsg.): Sensomotorisches Lernen und Sport als Reproduktion der Arbeitskraft. Pahl-Rugenstein Köln 1974

Wallace, C.J., Nelson, C.J., Liberman, R.P., Aitchinson, R.A., Lukoff, D., Elder, J.P., Ferris, C.: A review and critique of social skills training with schizophrenic patients. Schizophr Bull 6 (1980): 42–63

Watts, F.N., Bennett, D.H.: Theory and Practice of Psychiatric Rehabilitation. John Wiley 1983

Wendt, W.R.: Unterstützung fallweise: Case Management in der Sozialarbeit. Lambertus, Freiburg i.Br. 1995

Weyerer, S., Kupfer, B.: Physical Exercise and Psychological Health. Sports Med 17 (1994) 108–116

WHO (World Health Organization): International Classification of Functioning, Disability and Health. Geneva 2001

Wiedemann, G., Buchkremer, G.: Family therapy and work with relatives in various psychiatric diseases. Nervenarzt 67 (7) (1996): 524–544

Wienberg, G. (Hrsg.): Schizophrenie zum Thema machen – Grundlagen und Praxis. Psychiatrie Verlag, Bonn 1995

Wienberg, G. (Hrsg.): Schizophrenie zum Thema machen – Grundlagen und Praxis, 2. Aufl. Psychiatrie Verlag, Bonn 1997

Wiersma, D., Nienhaus, F.J., Giel, R., Slooff, C.J.: Stability and change in needs of patients with schizophrenic disorders: a 15- and 17-year follow-up from first onset of psychosis, and a comparison between 'objective' and 'subjective' assessments of needs for care. Soc Psychiatry Psychiatr Epidemiol 33 (1998): 49–56

Wing, J.K., Freudenberg, R.K.: The Response of Severely Ill Chronic Schizophrenic Patients to Social Stimulation. Am J Psychiatry 118 (1961): 311–322

Wing, J.K.: Social and Psychological Changes in a Rehabilitation Unit. Social Psychiatr 1 (1966): 21–28

Wing, J.K., Brown, G.W.: Institutionalism and Schizophrenia. A comparative study of three mental hospitals 1960–1968. Cambridge University Press London 1970

Wing, J.K., Hailey, A.M. (eds.): Evaluating a community psychiatric service. The Camberwell register. University Press, Oxford 1972

Wing, L., Wing, J.K., Stevens, B., Griffiths, D.: An epidemiological and experimental evaluation of industrial rehabilitation of chronic psychotic patients in the community. In: Wing, J.K., Hailey, A.M. (eds.): Evaluating a community psychiatric service. The Camberwell register. University Press, Oxford 1972: 283–308

Wright, C., Burns, T., James, P., Billings, J., Johnson, S., Mujinen, M. et al.: Assertive outreach teams in London: models of operation: Pan-London Assertive Outreach Study, Part 1. Br J Psychiatry 183 (2003): 132–138

Wykes, T, Reeder, C., Corner, J.: The effects of neurocognitive remediaton on executive processing in patients with schizophrenia. Schiz Bull 25 (1999): 291–307

Ziemann, G.H.: Der Stellenwert der Ergotherapie im stationären psychiatrischen Therapiekonzept. In: Reuster, T., Bach, O. (Hrsg.): Ergotherapie und Psychiatrie. Perspektiven aktueller Forschung (S. 85–98). Thieme, Stuttgart 2002

Ziguras, S.J., Stuart, G.W.: A Meta-Analysis of the Effectiveness of Mental Health Case Management Over 20 Years. Psychiatric Services 51 (2000): 1410–1421